CONSIDÉRATIONS

SUR CERTAINS

ABCÈS DU FOIE

CONSÉCUTIFS A

L'ANGIOCHOLITE INTRA-HEPATIQUE

PAR

LE Dr PENTRAY,

ANCIEN INTERNE EN MÉDECINE ET EN CHIRURGIE DES HÔPITAUX DE PARIS.
MÉDAILLE DE BRONZE DU L'ASSISTANCE PUBLIQUE.

PARIS

A. PARENT, IMPRIMEUR DE LA FACULTÉ DE MÉDECINE,

31, RUE MONSIEUR-LE-PRINCE, 31

1869

CONSIDÉRATIONS

SUR CERTAINS

ABCÈS DU FOIE

CONSÉCUTIFS A

L'ANGIOCHOLITE INTRA-HEPATIQUE

CONSIDÉRATIONS

SUR CERTAINS

ABCÈS DU FOIE

CONSÉCUTIFS A

L'ANGIOCHOLITE INTRA-HÉPATIQUE

INTRODUCTION

L'inflammation des voies biliaires intra-hépatiques amène, dans certaines circonstances, le développement, dans le foie, de foyers purulents et puriformes, ordinairement multiples, et ressemblant assez souvent, à un examen superficiel, aux abcès qui se forment dans cet organe sous l'influence de l'infection purulente ou de toute autre cause. Un fait de ce genre, que nous avons pu observer, l'année dernière, à l'hôpital Saint-Antoine, grâce à la bienveillance de notre collègue et ami M. Quinquaud, nous a suggéré le projet de réunir les observations analogues que nous avons pu trouver et d'exposer l'état actuel de nos connaissances sur cette lésion.

Notre but est l'étude des foyers hépatiques consécutifs à l'angiocholite; néanmoins nous ne comprendrons pas dans ce travail celle des abcès du foie qui succèdent à l'inflammation circonscrite et locale produite par la présence dans les voies biliaires de corps étrangers, tels que les calculs et les entozoaires : des travaux intéressants ont été faits sur ces points de la pathologie des voies biliaires dont l'étude, à notre avis, est à peu près complète et laisse peu à désirer.

Mais il n'en est pas de même de la lésion qui fait le sujet de notre thèse : passée sous silence par un certain nombre d'auteurs qui se sont occupés avec beaucoup de soin de l'anatomie pathologique du foie, signalée à peine par quelques autres, elle n'est guère suffisamment décrite que dans un très-petit nombre d'ouvrages, dont les plus importants sont ceux de M. Frerichs (1), et surtout du professeur Monneret (2).

Disons aussi que nous avons trouvé peu d'observations bien prises et bien complètes, pouvant se rapprocher de celle qui a été le point de départ de notre travail. Néanmoins nous ne croyons pas que la présence, dans le foie, de poches purulentes ou puriformes dépendant de la phlegmasie des radicules hépatiques soit un fait très-rare ; nous pensons plutôt que le nombre des cas dans lesquels on a observé l'altération qui nous occupe n'est si restreint que parce que l'état des canalicules biliaires n'est pas constaté, ou du moins ne l'est que très-incomplétement dans la plupart des autopsies que l'on est appelé à pratiquer. C'est ainsi que se trouvent relatées dans les ouvrages, et en particulier dans les *Bulletins de la Société anatomique* que nous avons parcourus avec soin, un grand

(1) Frerichs, Maladies du foie, 2e édit., 1866.
(2) Monneret, Traité élémentaire de pathologie interne.

nombre d'observations et de nécropsies dans lesquelles on rencontre des abcès du foie coïncidant avec une suppuration de l'appareil excréteur de la bile dans sa portion extra-hépatique ; mais l'état des conduits biliaires, situés dans l'épaisseur du foie, n'y est pas mentionné, et la connexion de ceux-ci avec les foyers n'est pas rapportée. Ces faits ne nous occuperont pas dans le cours de ce travail.

D'un autre côté, des cas bien observés de cavités purulentes du foie manquent d'examen micrographique indispensable dans l'étude anatomo-pathologique de cette lésion : aussi n'avons-nous pu mettre à profit que des travaux contemporains, relativement assez rares.

HISTORIQUE.

Bonet (1), Morgagni (2), connaissent et décrivent les calculs et l'inflammation secondaire des voies biliaires, mais ils n'ont pas observé les abcès, qui en sont quelquefois le résultat et n'en font aucune mention.

Broussais (3), M. Gendrin (4), M. Bouillaud (5), ne signalent pas davantage les dilatations purulentes qui se forment parfois dans l'angiocholite, ni les abcès parenchymateux consécutifs à la rétention de la bile.

Jos. Franck (6), cet érudit éminent, expose la plupart des lésions qui peuvent atteindre les canaux biliaires, mais ne parle point des altérations qui nous occupent.

M. Andral (7) a observé, à la suite de la stase biliaire, de véritables cavités accidentelles remplies de bile, mais il n'a pas remarqué la purulence de leur contenu.

(1) Bonet, Sepulchretum, lib. III, section XVII. Lyon, 1700.

(2) Morgagni, De sedibus et causis morborum, 37e Lettre.

(3) Broussais, Traité des phlegmasies.

(4) Gendrin, Traité des inflammations, t. I, p. 552. 1826.

(5) Bouillaud, Recherches cliniques sur les maladies de l'appareil excréteur de la bile. In Journ. compl. du Dictionn. des sciences médicales, t. 29. 1827.

(6) J. Frank, Pathologie interne, trad. Goudareau. 1842.

(7) Andral, Archives génér. de méd., 1824. Clinique médicale de la Charité, t. II, p. 329, et Anat. path., t. II, p. 607.

Portal (1), Bonnet (2), qui ont traité spécialement des maladies du foie, ne signalent nullement cette lésion.

M. Cruveilhier (3), M. Lebert (4), connaissent le mode de développement des kystes biliaires et des abcès, que le professeur de la Faculté de médecine de Paris désigne même sous le nom d'*abcès biliaires:* nous rapporterons plus loin les observations les plus importantes.

Pour M. Cruveilhier (5), quand l'inflammation s'étend jusqu'aux radicules biliaires, les granulations du foie s'enflamment, et il se forme de petits foyers de pus jaunâtre, de matière lie de vin concrète, qu'on exprime à la manière des vers. La rupture des conduits biliaires ne peut se faire sans inflammation préalable.

Tous les ouvrages, traitant de l'hépatite et principalement des maladies des pays chauds, parmi lesquels nous pouvons citer ceux de MM. Haspel, Rouis, Cambay, Catteloup, Dutrouleau, Rochoux et Chervin, contiennent des exemples très-nombreux d'abcès du foie, mais aucun de ces auteurs ne mentionne l'état des voies biliaires.

Parmi les pathologistes qui ont écrit des traités spéciaux sur les maladies du foie, nous remarquons que M. Fauconneau-Dufresne signale parfaitement

(1) Portal, Observations sur la nature et le traitement des maladies du foie. 1813.

(2) Bonnet, Traité des maladies du foie. Paris, 1828.

(3) Cruveilhier, Traité d'anatomie pathologique, 1849-1864. Société anatomique, 1855. Archives médicales, 1856.

(4) Lebert, Traité d'anatomie pathologique, 1857.

(5) Cruveilhier, Atlas d'anatomie pathologique, 12e livr., p. 5.

l'existence possible d'abcès du parenchyme hépatique, à la suite de l'occlusion du canal cholédoque (1) : « Les radicules biliaires, dilatées par la bile, peuvent céder en beaucoup de points et il se forme, tant à l'intérieur qu'à l'extérieur du foie, de petites tumeurs anévrysmales remplies de pus et de bile ; tantôt la membrane interne est conservée, tantôt il y a rupture des parois et épanchement dans le tissu du foie, car les détritus du parenchyme flottent dans la bile purulente contenue dans le foyer. »

Après avoir établi que l'angiocholite peut donner naissance à l'ulcération des parois des voies biliaires, M. Frerichs, dont le savant ouvrage nous a été d'un grand secours, ajoute (2) que l'ulcération peut attaquer le parenchyme qui entoure les conduits excréteurs, le détruire et donner naissance à de larges cavités purulentes, communiquant directement avec les canaux biliaires, comme les dilatations bronchiques sacciformes communiquent avec la branche correspondante. Plus loin, il écrit que l'inflammation peut envahir la substance glandulaire sur le trajet des conduits biliaires affectés, et il se forme alors des foyers, des abcès, offrant tous les caractères de l'hépatite suppurative avec ses conséquences. Dans un autre chapitre, l'auteur signale les extravasations de bile dans le foie, consécutives à l'obstruction des canaux biliaires, comme cause d'abcès, dont l'appareil symptomatologique est tout à fait semblable à celui de l'hépatite.

(1) Fauconneau-Dufresne, Traité de l'affect. calculeuse du foie, 1851, p. 180.

(2) Frerichs, loco citato, p. 764.

Déjà, dès 1845, M. Frerichs (1) reconnaît que, dans l'inflammation catarrhale des voies biliaires, il peut se former des abcès qui s'accompagnent de la destruction partielle du parenchyme hépatique.

Cette lésion a-t-elle été observée par M. Louis ? On pourrait le supposer, car il décrit un cas (2) où le foie contenait de trente à quarante abcès de la grosseur d'un pois ; des calculs dans la vésicule avaient occasionné six ulcérations de la paroi de cette dernière.

Budd (3) admet que l'inflammation des voies biliaires entraîne la formation d'abcès du parenchyme hépatique ; son ouvrage renferme des planches qui montrent bien cette altération. Mais, ajoute-t-il, il est très-probable que ces abcès sont dus à la propagation de la phlegmasie à une veinule voisine.

Abercrombie (4), Bright (5) ont constaté l'existence simultanée d'abcès du foie et de calculs biliaires.

Smidt (6) a vu de même des abcès multiples du foie succéder à l'inflammation des voies biliaires ; ces foyers, dit-il, ressemblent beaucoup à ceux de l'infection purulente, ou à ceux qui dépendent de la pyléphlébite ; ils s'accompagnent de frissons analogues à ceux de la fièvre paludéenne.

La plupart des auteurs classiques (Grisolle, Hardy et Béhier, Valleix, Niemeyer, etc.) sont peu expli-

(1) Canstatt's Jahresbericht, 1845, p. 81.

(2) Louis, Mémoire sur les abcès du foie, obs. 5.

(3) Budd, On diseases of the Liver, 3e édit. ; London, 1857.

(4) Abercrombie, On diseases of the stomach ; Edimburgh, 0837. Obs. 128 et 129.

(5) Bright, Guy's hospital reports, t. I, p. 630.

(6) Smidt, Nederl. Weekblad. voor Geneeskundigen Dec., 1856, t. VI, p. 50.

cites sur cette conséquence de l'angiocholite, dont l'étude, à leur avis, est si obscure, ou même ils n'en signalent pas l'existence.

Mais il n'en est pas ainsi du professeur Monneret; en effet, dans son article si remarquable sur la cholécystite (1) il n'expose pas seulement les lésions phlegmasiques des voies biliaires et les symptômes qui les accompagnent, mais il insiste particulièrement sur les dilatations de ces conduits et aussi sur les lésions hépatiques consécutives. Son travail, conçu d'après des observations originales, nous a paru le mieux fait de tous ceux que nous avons pu consulter; nous lui ferons, du reste, quelques emprunts.

ANATOMIE PATHOLOGIQUE.

L'apparence extérieure du foie est d'ordinaire notablement modifiée : ce qui frappe tout d'abord, c'est l'augmentation de volume de la glande ; celle-ci, en effet, est accrue, soit dans sa totalité, soit, mais plus rarement, dans un seul de ses lobes. Toutefois Monneret a trouvé dans quelques autopsies l'organe plus petit et même atrophié ; nous sommes porté à croire que ce dernier état s'observe surtout lorsque la maladie a suivi une marche lente ou a succédé à une rétention biliaire de longue durée.

A sa surface, on peut constater l'existence d'un nombre plus ou moins considérable de *petites tumeurs* arrondies, d'un blanc jaunâtre ou verdâtre, faisant saillie au-dessus du tissu voisin et qui rappellent l'apparence extérieure de certains cancers encépha-

(1) Monneret, Path. interne, t. I, p. 660.

loïdes. Néanmoins, dans bon nombre de cas, l'aspect extérieur de la glande ne fait découvrir aucune trace de proéminence. Mais lorsqu'on pratique des coupes à travers le parenchyme hépatique, on reconnaît qu'il existe dans son épaisseur des poches à contenu liquide, analogues à celles que l'on distingue à la superficie de l'organe. Ces foyers, souvent situés sous la capsule de Glisson, qu'ils soulèvent, se rencontrent aussi dans la profondeur du foie. A côté de ces poches, on remarque la présence de conduits biliaires dilatés, avec lesquels elles affectent des connexions très intimes.

Ces foyers, ordinairement disséminés dans toute la masse de l'organe hépatique, peuvent, dans quelques cas, n'exister que dans une portion limitée de la glande, dans un seul lobe, par exemple (voyez obs. 9, 12, 13, 18); quelquefois même on n'en trouve que dans une portion limitée d'un lobe.

Leur *nombre* est très-variable : dans certaines autopsies, on les a vus en si grande quantité que le foie semblait en être criblé et qu'il était impossible de les compter.

C'est que M. Cruveilhier (1) a eu l'occasion d'observer dans le cas suivant :

OBSERVATION Ire.

Le cadavre d'un individu sur lequel je n'ai aucun renseignement présentait un foie très-volumineux, qui offrait à sa surface et dans son épaisseur une quantité prodigieuse, un million peut-être de tubercules blanchâtres, d'inégal volume, séparés par un tissu sain. Chacun de ces tubercules était un petit foyer purulent enkysté dont les parois étaient très-épaisses. La vésicule biliaire était très-distendue par un grand nombre de calculs; le canal cholédoque, rempli

(1) Cruveilhier, Atlas d'anat. path., t. I, 1re partie, 12e livr., p. 5.

par un calcul ovoïde, pouvait aisément admettre le doigt indicateur; le canal hépatique et ses principales divisions, surtout celles de droite, contenaient plusieurs calculs à facettes et avaient une capacité triple ou quadruple de l'état naturel; les parois des canaux avaient une grande épaisseur, due à la membrane moyenne. L'aspect tuberculeux de cette multitude de foyers purulents, l'épaisseur des parois des kystes m'ont fait soupçonner que ces petits abcès pourraient bien être développés dans les radicules biliaires.

Les observations 4, 5, 8, 9, 11, 12, 14, 15, 17, 18, 19, nous présentent aussi des exemples analogues.

Dans d'autres circontances, les foyers sont très-peu nombreux; on peut même ne rencontrer qu'une cavité unique (Voy. obs. 2, 13).

Le *volume* des poches purulentes est souvent en raison inverse de leur nombre; lorsque celui-ci est considérable, leur grosseur peut varier depuis celle d'un grain de mil, d'une cerise, d'une noisette jusqu'à celle d'une noix et plus : c'est ce qui a été constaté particulièrement dans les observations 1, 4, 5, 8, 12, 14, 18, 19.

Par contre, dans le cas suivant emprunté à M. Frerichs, on voit un seul abcès acquérir un volume considérable.

OBSERVATION II.

Obstruction et dilatation du canal cholédoque, angiocholite, abcès du foie, bile épanchée dans l'abdomen, par M. Frerichs (1).

Anna Clotz, 60 ans, entre le 9 février 1861 à l'hôpital de la Charité de Berlin. Bien portante jusque il y a quatre semaines, elle éprouve alors un frisson, de la chaleur et de violentes douleurs dans le côté droit, s'exaspérant par la toux et les inspirations profondes; inappétence et constipation. Dans les six derniers jours, sécheresse extrême de la langue et du pharynx, grande faiblesse, douleurs dans la région de l'épigastre et au foie; de temps en temps vomissements gris verdâtre. Toux modérée. La température de la peau oscille entre 36°,8 et 36°,6. Pouls de 88 à 100.

(1) Frerichs, loco citato, Obs. 142, p. 765.

11 février. Quelques râles dans la poitrine, douleurs vives sur le rebord des fausses côtes; le foie, augmenté notablement de volume, est douloureux à la pression; soif; pouls dur, à 108.

Le 13, accès de dyspnée le soir; insomnie, peut-être y a-t-il eu un frisson; douleurs dans l'hypochondre droit, vomissements. Pouls petit, à 120.

Le 14. Diminution des douleurs, vomissements d'un brun grisâtre.

Le 15. Soif vive, deux vomissements, langue sèche et fendillée. Sensibilité épigastrique, inappétence, constipation. Pouls à 132.

Dans le courant de la journée, vomissements répétés de matières verdâtres. La sensibilité dans la région de la vésicule biliaire ne diminue pas; somnolence. Pouls à peine sensible.

Le 16. Mort à six heures et demie du matin.

Autopsie. — Couleur sale de la peau avec légère teinte jaune. Adhérences des poumons avec la plèvre, pneumonie circonscrite à la base des deux poumons, catarrhe bronchique.

La partie droite de la cavité abdominale contient un peu de liquide trouble, légèrement jaunâtre; les anses intestinales, fortement adhérentes, ont une teinte ictérique, la surface du côlon présente des exsudats fibrineux épais, la séreuse y est fortement injectée.

Les reins sont très-mous, décolorés; la substance corticale est un peu atrophiée et fortement imprégnée de graisse.

Le lobe droit du foie porte sur la ligne axillaire une déchirure qui a presque la grandeur d'une pièce de 1 franc, et par laquelle de la bile s'est épanchée à la surface de la glande et des circonvolutions intestinales voisines. Le duodénum et le côlon sont unis à la vésicule biliaire; celle-ci est contractée et contient du mucus visqueux, incolore. — La muqueuse du duodénum est un peu épaisse et couverte d'un liquide d'un blanc grisâtre.

Le canal cholédoque dilaté a le volume du petit doigt; un pouce au-dessus de son orifice, il contient une masse friable, d'un jaune d'ocre, du volume d'un œuf de poule, composée de deux calculs assez volumineux et d'un grand nombre d'autres plus petits; derrière cette masse, on trouve de petits concréments et un liquide trouble, jaunâtre.

Le lobe droit du foie, entièrement uni en arrière au diaphragme, présente une tuméfaction globuleuse et de la fluctuation. On trouve à la coupe une cavité presque égale à une tête d'enfant, remplie d'un liquide purulent gris rougeâtre; les parois de cette cavité sont lisses, noirâtres, recouvertes par places de lambeaux grisâtres; elle est traversée par plusieurs trabécules de tissus indurés. C'est au-dessous de cet abcès qu'on trouve la déchirure par laquelle la bile s'est épanchée dans la cavité abdominale ; cette déchirure aboutit à une cavité du volume d'un œuf de pigeon, qui ne communique nullement avec la première caverne.

Tous les canaux biliaires du foie sont considérablement dilatés, remplis d'une masse friable d'un jaune d'ocre; leur membrane interne est injectée et ulcérée par places. Un conduit plus volumineux mène directement dans le grand abcès.

Le parenchyme du foie est d'un jaune sale; çà et là, on y trouve des infiltrations d'un gris blanchâtre, dont le volume varie de celui d'un pois à celui d'une noix, et au niveau desquelles on reconnaît encore les acini. La capsule du foie est injectée et couverte d'exsudats; l'injection est très-prononcée sur le ligament suspenseur. Les autres organes ne présentent rien à noter.

Le *contenu* de ces poches est loin d'être toujours le même.

Dans le plus grand nombre des cas, le liquide qui distend ces cavités est constitué par du mucus en plus on moins grande proportion et surtout par des produits inflammatoires à différents degrés de développement : il est possible d'y reconnaître quelques éléments de la bile, et notamment des pigments biliaires. L'abondance variable de ces derniers explique les différences de coloration que peut présenter le contenu des foyers : tantôt il est blanchâtre, crémeux comme le pus phlegmoneux, tantôt blanc jaunâtre, ou d'un jaune foncé semblable à l'ocre et se rapprochant quelquefois de la teinte rouillée.

D'autres fois le liquide est d'un vert plus ou moins foncé, comme la bile, dont la proportion prédomine sur celle des autres éléments.

On peut, croyons-nous, par analogie rapprocher de ces faits certains cas, signalés par les auteurs et notamment par MM. Frerichs, Cruveilhier (1), Davaine (2), où le foie contenait un nombre indéterminé de kystes multiples distendus par une sérosité incolore ou légèrement trouble, et développés sur le trajet des voies biliaires et à leurs dépens, par oblitération et dilatation partielle.

Il n'est pas rare d'observer dans un même foie des collections de contenu différent : les unes renferment de la bile non altérée, contenue dans des dilatations des voies biliaires ou bien épanchée dans le parenchyme ; les autres sont remplies de pus plus ou moins parfait. Chomel (3) nous fournit un exemple de cette variété.

OBSERVATION III.

Femme de 50 ans, n°7, salle Saint-Lazare. Elle éprouvait des accès de colique hépatique depuis le 15 décembre lorsqu'elle fut admise à l'Hôtel-Dieu, le 12 janvier. Elle était alors tourmentée par des douleurs atroces siégeant à l'hypochondre droit et à l'épigastre. La peau et les sclérotiques présentaient une teinte ictérique très-prononcée ; elle était dans une agitation continuelle et vomissait des flots de bile. Le pouls était petit, tremblotant; elle était agonisante au moment de son admission. On fit une forte application de sangsues sur la région du foie. Mais cette médication fut impuissante, la mort eut lieu rapidement.

A l'autopsie, on trouva des adhérences qui unissaient le foie à l'estomac et au duodénum. Cet organe avait acquis un volume considérable ; le canal cholédoque, après un pouce de trajet, était obstrué par un calcul biliaire du volume d'une noisette. Au-dessus de l'obstruction existait une dilatation de ce canal égale au diamètre de l'intestin. — Les ramifications des conduits hépatiques sont très-dilatées ; en coupant le foie par tranches, on voit suinter de son parenchyme une matière brunâtre, mêlée à de petites granulations

(1) Cruveilhier, Anatomie pathologique, t. II, p. 825 et suivantes.

(2) Davaine, Société de biologie, 1852, p. 54.

(4) Chomel, Lancette française, 1835, octobre, p. 466.

oncrètes. Dans divers points de son tissu se trouvaient des collections de liquides purulents, tandis que dans d'autres existaient des foyers contenant de la bile en nature.

L'organe hépatique présentait une teinte jaune anormale; sur la saroi interne du conduit dilaté existait une ulcération provenant pans doute de la présence du calcul dans ce point du canal.

L'*examen au microscope*, dans le petit nombre de cas où il a été pratiqué, a démontré, dans le contenu de la plupart des foyers, la présence des divers éléments de la bile et du mucus, des leucocytes, des cellules épithéliales cylindriques ou pavimenteuses plus ou moins déformées; quelquefois on y découvre des cellules hépatiques granulo-graisseuses, atrophiées, et conservant parfois leur forme polyédrique. Enfin, on y remarque en outre des cristaux rhomboédriques plus ou moins bien formés, à arêtes souvent peu visibles pour un certain nombre, qui sont petits et parfois agglomérés. Histologiquement, le contenu est un peu différent, suivant qu'on l'examine dans de petits, dans de moyens ou dans de grands foyers. Dans les petits foyers, l'on constate de l'épithélium cylindrique plus ou moins altéré ou déformé, des corps granuleux, quelques leucocytes, de la matière pigmentaire jaune, à granulations isolées ou réunies, des cristaux de matière colorante de la bile. Dans les moyens, les leucocytes ont augmenté en nombre et il existe beaucoup de matière granulo-graisseuse avec du pigment et des produits de l'altération épithéliale. Dans les grands foyers, l'on y voit un véritable pus, avec des leucocytes nombreux; en général, ils ont un aspect véritablement purulent.

Ces divers éléments nagent dans un liquide d'abondance variable : ce qui explique la consistance si différente du contenu des poches hépatiques.

Si l'on traite le contenu de ces poches par l'acide nitrique, on remarque qu'il prend des colorations variables tout à fait analogues à celles que subit l'urine chargée de bile; cette matière devient d'abord verte, ensuite elle prend une teinte bleue , puis violette, rouge lie de vin, et enfin elle finit par devenir presque incolore.

L'observation suivante, qui a été le point de départ de notre travail, est une étude approfondie de la question qui nous occupe, et montre bien quelle est la nature du contenu des foyers. Nous avons pu suivre le malade qui en est le sujet pendant la vie, et les pièces anatomiques ont été mises à notre disposition après la mort. Qu'il nous soit permis de remercier ici notre excellent collègue et ami, M. Quinquaud, pour la bienveillance qu'il a mise à nous seconder dans nos recherches.

OBSERVATION IV.

Ictère, état typhoïde, délire, hémorrhagies. Mort. Autopsie : Abcès nombreux du foie avec dilatation des voies biliaires. Compression légère du canal cholédoque. Péritonite tuberculeuse. Tubercules pulmonaires, par M. Quinquaud.

Le nommé A..., entré à l'hôpital Saint-Antoine, salle Saint-Louis, n° 7, service de M. le Dr Laboulbène, raconte qu'il est souffrant depuis trois mois environ. Au début, il a ressenti des douleurs d'abord limitées à l'hypogastre, qui se sont ensuite étendues jusqu'à l'épigastre. A la suite de vésicatoires répétés, les douleurs ont diminué pour devenir ensuite très-vives dans les deux flancs.

D'une bonne santé antérieure, il a eu, à 24 ans, une fluxion de poitrine dont il se rétablit très-bien. Son père est mort à 76 ans d'une apoplexie cérébrale, sa mère à 80. Il n'a jamais eu d'ictère, jamais il n'a vu de graviers dans ses selles. Il maigrit depuis deux mois.

Pendant les dix premiers jours de septembre 1868, A..... se plaint de douleurs abdominales assez fortes, surtout à la pression, le ventre est modérément tendu, léger météorisme, sonorité à la percussion ; pas de teinte ictérique franche, pas de biliverdine dans l'urine par l'acide nitrique. Au niveau de la fosse iliaque gauche, en frôlant légèrement la peau, l'on détermine de la douleur; il y a, en effet, un peu d'hyperesthésie à ce niveau ; pas de nausées, constipation, aspect cachectique, pas d'albumine dans les urines par l'acide nitrique et la chaleur. Du 1er au 10 septembre la température varie de 37°,6 à 37°,9, et le pouls de 80 à 94; la pulsation artérielle, prise au sphygmographe, indique un pouls petit avec quelques intermittences; coliques intestinales de temps à autre. A la percussion, le volume du foie paraît normal ; mais, en palpant la région hépatique au niveau des fausses côtes, le malade accuse une douleur notable. Miction facile, décubitus dorsal, langue blanchâtre, humide et chargée; affaissement, torpeur, somnolence, état typhoïde.

A l'auscultation, quelques râles sous-crépitants disséminés, expiration prolongée aux sommets, sans signes d'induration.

Le 11 septembre. P. 80; température rectale, 36°,8 le matin ; stupeur, céphalalgie, se plaint continuellement de douleurs à la région ombilicale; le soir, pouls, 80; temp. rect., 38°,8.

Le 12. — P. 76. T. rect., 38°,4. Même état, somnolence, tousse de temps en temps, quelques râles disséminés dans les deux poumons.

Le malade reste dans cet état d'anéantissement jusqu'au 20 septembre ; peu de diarrhée ; les mouvements sont très-lents, ce qui paraît dû à une roideur sénile des articulations ; le pouls varie entre 84 et 92 pulsations, la température entre 38°,6 et 39°. En somme, l'état général s'aggrave.

Le 20. Depuis quelques jours une teinte jaunâtre s'est montrée. Ce matin cette teinte ictérique est bien marquée sur tout le corps et particulièremont à la face, sur les conjonctives et à la face inférience de la langue; pas de démangeaisons à la peau, torpeur plus accusée, léger subdélirium la nuit ; somnolence, se plaint de temps en temps de son ventre, urines ictériques; l'on reconnaît la matière colorante de la bile par l'acide nitrique; pas d'albumine ni de sucre. Les matières fécales sont un peu décolorées, pas d'hémorrhagies.

Du 21 au 26. Même stupeur, même hébétude ; selles involontaires, douleurs abdominales sourdes. P. 88. T. rect., 38°,6.

Le 26. Délire, agitation, plaintes; ses garde-robes sont noirâtres et contiennent environ 100 grammes de sang rouge. Une épistaxis, légère ecchymose sous la conjonctive; l'état typhique persiste, pas de taches rosées lenticulaires; pouls, 100. T. r. 39° le matin; 39°,4, le soir.

Le 27. Même délire, diarrhée sanguinolente, insomnie, gémissements continuels; deux épistaxis; pouls petit, régulier, 96°. T. r. 39°; le soir 38°,7.

Le 28. Le délire a augmenté ainsi que les hémorrhagies nasales et intestinales. Dans la nuit, l'entérorrhagie est si abondante, que le sang traverse les draps et les alèzes du lit. P. 104. T. r. 39°; le soir 39°,4.

Le malade meurt dans un délire tranquille, sans convulsion, ni dyspnée extrême.

Autopsie. En ouvrant l'abdomen, on voit de nombreuses granulations miliaires tuberculeuses, disséminées sur le grand épiploon, les intestins et même les viscères (foie, rate, reins), sans qu'il en existe dans le parenchyme de ces organes; épanchement de liquide citrin dans la cavité péritonéale (environ 300 gr.), dans lequel nagent quelques fausses membranes.

Après avoir incisé l'intestin grêle, l'on aperçoit les follicules clos et isolés, hypertrophiés, de manière à simuler une éruption miliaire tuberculeuse (psorentérie); la muqueuse de l'intestin est rouge, vascularisée.

Les ganglions mésentériques sont hypertrophiés; plusieurs d'entre eux renferment une matière caséeuse. Un ganglion lymphatique très-volumineux, situé près du pylore, comprime le canal cholédoque; cependant, en pressant sur la vésicule du fiel, on peut faire sourdre quelques gouttes de bile par l'ampoule de Water, mais avec une certaine difficulté. Au-dessus du point comprimé, le canal cholédoque est dilaté; les canaux hépatiques, augmentés dans leur calibre, laissent facilement pénétrer le doigt dans leur intérieur; leurs parois sont épaissies sans présenter d'exsudat.

Le canal cystique est un peu distendu, ainsi que la vésicule, dont les parois sont hypertrophiées et dont le contenu est fluide, verdâtre, sans granulations pierreuses.

Dans les divisions des canaux biliaires, on trouve une substance rougeâtre, ocrée, sans lithiase, sans graviers apparents.

En incisant plusieurs ramifications biliaires, il nous a été pos-

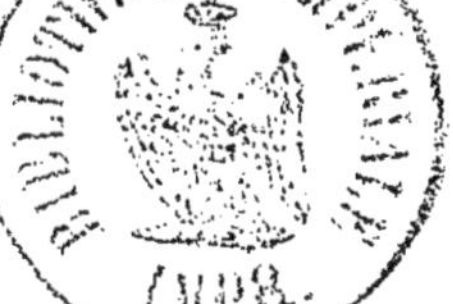

sible d'arriver jusqu'à de petits foyers puriformes, sans que, toutefois, l'on puisse déterminer d'une manière précise si le canal biliaire vient s'ouvrir dans la cavité; le canalicule s'étend bien jusque près du foyer, mais là, le conduit biliaire est oblitéré dans la partie qui avoisine la poche. Ces fines ramifications ont leurs parois hypertrophiées, d'un blanc jaunâtre; manifestement dilatées, elles accompagnent les divisions de la veine porte qui sont saines. Sur le trajet des canaux biliaires, on distingue des bandes noirâtres, diffuses, larges d'un demi-centimètre, qui occupent le tissu hépatique; ces bandes sont dues à la pigmentation des cellules hépatiques qui avoisinent les ramifications portes et biliaires.

Les foyers puriformes sont très-nombreux; nous avons pu en compter jnsqu'à cent cinquante, situés dans les diverses portions du foie, disséminés à la surface et dans la profondeur du parenchyme hépatique : les uns ont le volume d'une tête d'épingle, d'autres atteignent le volume d'une grosse noix et au delà. Aussitôt qu'une ouverture a été faite à leurs parois, leur contenu s'échappe immédiatement; celui-ci varie d'aspect : tantôt jaunâtre, tantôt ocré dans les foyers moyens, tantôt enfin il offre une teinte franchement purulente. En traitant cette matière, le plus souvent d'un jaune-rouge, par l'acide nitrique, nous constatons qu'elle commence par devenir verte, puis bleue et violette, rouge enfin, pâlissant de plus en plus, elle finit par devenir presque incolore. La consistance du contenu est variable.

Quant aux parois : ici on trouve une membrane d'aspect fibreux, à mailles plus ou moins serrées, visibles à la loupe; ailleurs, cette membrane est excessivement mince, et enfin, dans certains foyers, il est impossible d'en trouver trace. Les abcès les plus volumineux sont limités par une enveloppe assez épaisse, qui paraît de nouvelle formation. On peut diviser ces abcès en gros, moyens et petits; d'une manière générale, les petits abcès ont une paroi qui semble être celle des radicules biliaires; les moyens sont limités par une membrane beaucoup plus mince, ou bien ils sont directement en contact avec le tissu hépatique; les gros abcès sont délimités par une membrane résistante.

Le foie n'est pas volumineux, il est friable et d'un aspect jaunâtre.

Examen histologique. — Les parois hypertrophiées des deux racines du canal hépatique nous montrent leurs éléments normaux; mais, dans les canalicules biliaires intra-hépatiques, au milieu des fibres connectives, nous trouvons une matière granuleuse avec des noyaux conjonctifs granuleux : il s'est fait là un *processus* irritatif, d'où l'hypertrophie des parois de ces canalicules.

La matière ocrée, contenue dans ces conduits, renferme de l'épithélium cylindrique très-net et en quantité, des noyaux épithéliaux déformés, des granulations protéiques et surtout des granulations pigmentaires de la bile réunies ou libres, et même quelques cristaux rhomboédriques de cholépyrrhine, des granulations graisseuses, et quelques rares leucocytes.

Dans les foyers les plus petits, l'on ne rencontre guère que ces éléments ; il n'existe pas encore de véritables leucocytes ; il n'y a pas encore de pus ; et si le malade vient à succomber à ce moment, on trouvera des foyers, mais non encore purulents. C'est ce qui explique pourquoi quelques anatomo-pathologistes, qui sont tombés sur des cas semblables, ont nié la présence du pus dans ces cavités ; mais, à mesure que la lésion progresse, l'irritation devient plus vive, par suite de la présence des produits de l'inflammation catarrhale, qui constituent de véritables corps étrangers ; les canalicules biliaires se distendent dans les points où leurs parois sont le plus minces, et il en résulte une poche qui acquiert parfois de grandes dimensions, par le même mécanisme que les cavités résultant d'une dilatation bronchique.

En râclant la paroi des petits foyers, on trouve des cellules cylindriques épithéliales avec un ou plusieurs noyaux : fait sur lequel nous ne saurions trop insister, et qui démontre qu'il s'agit bien là d'une dilatation des ramifications biliaires (l'on ne saurait confondre ces cellules avec celles du parenchyme hépatique) ; on y découvre encore des noyaux assez volumineux qui ressemblent à des leucocytes atrophiés et granuleux, de la matière colorante de la bile sous forme de petites masses ou de granulations nombreuses, donnant au contenu des foyers leur couleur jaune-orange. On y distingue aussi des cristaux rhomboédriques d'un jaune rougeâtre, dont la forme et le volume rappellent ceux des cristaux d'hématoïdine. Mais, dans les foyers qui n'ont pas de parois distinctes, les leucocytes sont plus abondants, et on voit des corpuscules granuleux qui paraissent être les noyaux des cellules hépatiques. Dans ces cas, il s'est fait une hépatite partielle, circonscrite autour de la dilatation, dont les produits sont contenus dans la cavité puriforme.

Dans les abcès les plus volumineux, on ne retrouve plus d'épithélium, mais on y rencontre un très-grand nombre de leucocytes à trois noyaux, et la coloration jaunâtre a disparu ; sans l'existence de dilatations biliaires, la cause de ces abcès passerait inaperçue ; il est donc important d'examiner plusieurs foyers, afin d'y rechercher les cellules épithéliales et les ectasies biliaires.

Quant aux parois de ces foyers, parfois on y retrouve tous les éléments des ramifications biliaires (éléments conjonctifs et fibres élastiques), mais souvent infiltrés de graisse, et d'autant plus que la paroi est plus amincie. L'on peut suivre en quelque sorte pas à pas la destruction de cette paroi par distension par les produits sécrétés et aussi par suite d'un travail irritatif qui aboutit au contact de la matière puriforme avec le parenchyme hépatique. Les parois des gros foyers purulents sont souvent constituées par une membrane de tissu connectif jeune : noyaux embryoplastiques nombreux, cellules plasmatiques, ces éléments sont contenus dans une substance fondamentale légèrement fibrillaire.

En résumé, nous voyons qu'il s'est fait une ectasie des voies biliaires sous l'influence d'un rétrécissement, puis il est survenu une inflammation catarrhale des canaux de la bile, à la suite de laquelle les parois ont été distendues, amincies progressivement, et il en est résulté leur dégénérescence granulo-graisseuse. Enfin, le parenchyme hépatique lui-même a subi aussi une dégénérescence graisseuse générale et qui n'est pas plus accusée au pourtour des cavités purulentes. Cette altération peut, jusqu'à un certain point, expliquer les accidents d'ictère grave qui se sont montrés à la fin de la maladie.

Après la formation d'un foyer, il se fait une membrane limitante. Il ne s'agit pas là, en effet, de parois des ramifications biliaires, mais d'une membrane de nouvelle formation, puisqu'on y retrouve de nombreux éléments embryonnaires. Il y aurait donc une inflammation des radicules biliaires, distension, atrophie ou disparition des parois de ces conduits, et l'on aurait des foyers petits et moyens ; mais peu à peu l'abcès vient au contact du parenchyme, et alors commencerait l'organisation de la membrane qui isole le pus du tissu propre du foie.

Ainsi, rétention de la bile, inflammation des conduits biliaires, suivie de la formation d'abcès d'abord contenus dans l'intérieur des rameaux biliaires, puis s'étendant au delà dans le tissu du foie lui-même.

OBSERVATION V.

Cholécystite, oblitération des canaux cholédoque et cystique, dilatation ampullaire de tous les conduits hépatiques, foyers multiples et congestion du foie, par Monneret.

La nommée Aubin (Victoire), 53 ans, couchée au n° 19 de la salle Sainte-Adélaïde, hôpital Necker, entrée le 22 février, morte le 14 mars 1854.

Cettte malade, entrée avec une forte fièvre, des vomissements continuels, de la douleur abdominale, raconte qu'elle a éprouvé de grands chagrins depuis quelques années; l'embonpoint est très-marqué, les sens et l'intelligence intacts, la peau chaude, moite, fièvre intense, sensibilité abdominale. Le lendemain de son entrée, ictère général; les vomissemeuts continuent, diarrhée, pas d'œdème ni d'ascite; l'urine d'un vert foncé par l'acide nitrique.

Le volume du foie n'offre aucune augmentation appréciable. La malade rend quelques gouttes de sang par le nez, ce qui ne lui était jamais arrivé avant la maladie actuelle. Le ventre est sensible partout, principalement à l'épigastre et dans l'hypochondre droit; la soif est vive, la fièvre continue, sans redoublement notable vers le soir.

Ces symptômes s'amendent les jours suivants : la fièvre, la soif, la douleur, l'ictère diminuent. Cependant, après huit jours d'amélioration momentanée, la malade tombe dans l'affaissement et meurt sans que l'ictère ait reparu.

Autopsie, le 16 mars. Pas une goutte de liquide dans le péritoine. En écartant l'estomac, on trouve une adhérence très-limitée entre la face concave du foie et la première portion du duodénum. Les parois de la vésicule du fiel sont en partie détruites, ramollies, et se déchirent sous le doigt; celle-ci renferme dix ou douze concrétions biliaires, petites, pisiformes, arrondies, grenues à leur surface, friables. La vésicule ne contient pas de bile. Trois de ces concrétions sont logées dans des lacunes élargies du canal cholédoque, qu'elles oblitèrent entièrement; le conduit cystique est oblitéré de la même manière. Le duodénum et l'estomac sont sains.

Le foie a son volume normal; on voit à sa surface un grand

(1) Dans le cours de notre travail, nous emploierons indifféremment les expressions angiocholite et cholécystite pour désigner l'inflammation des voies biliaires en général.

nombre de petits points verts, qui ne sont autre chose que le fond de conduits hépatiques dilatés. En divisant le tissu de l'organe, on découvre un nombre considérable de petites cavités que le scalpel a divisées ; elles ont des dimensions variables (tête d'épingle, grain de chènevis, pois), sont sphériques, pleines d'un mucus verdâtre ou d'un blanc qui rappelle la couleur du mucus, quoiqu'il soit combiné à de la matière colorante verte.

Ces cavités sont des renflements vésiculeux qui conduisent dans des conduits hépatiques à peine dilatés ou de grandeur normale. Dans les plus petits de ces renflements, la bile est jaunâtre, concrète, et au microscope on la voit sous forme de cristaux jaunes, amorphes.

Les conduits hépatiques droit et gauche ont leur calibre normal ; nulle part le microscope n'a montré de pus, mais seulement des cellules granuleuses qui ne sont que des cellules hépatiques pleines de graisse et tombées dans les conduits ou bien des cellules épithéliales ; mais, comme l'acide acétique ne les dissout pas, il est presque sûr que ce sont des cellules hépatiques encroûtées de graisse.

Pas de lésion de la veine porte.

Sur un grand nombre de points, le tissu hépatique est le siége d'une forte congestion qui se traduit par la rougeur partielle, en formant des zones irrégulières très-marquées, surtout dans les points où existent un grand nombre de dilatations des conduits hépatiques.

Les petits foyers sont limités par une *paroi* distincte, formée par une membrane blanchâtre, tomenteuse, d'aspect fibreux, à mailles plus ou moins serrées, et peu adhérente au parenchyme hépatique dont il est possible de la détacher. Elle est ordinairement mince, tapissée d'un épithélium cylindrique à un ou plusieurs noyaux, et constituée par du tissu conjonctif, des fibres élastiques, et des petites glandes. Ces éléments, le plus souvent déformés, infiltrés de graisse, sont évidemment ceux qui entrent dans la constitution normale de la muqueuse des voies biliaires : il est donc permis d'affirmer que ceux de ces foyers hépatiques qui sont ainsi limités par une paroi propre, offrant tous les caractères anatomiques de la membrane muqueuse des canalicules biliaires, sont formés aux dépens de ces conduits dilatés.

C'est, du reste, ce qu'on peut constater dans l'observation suivante, où les dilatations des voies biliaires forment des cavités purulentes qu'un examen superficiel eût pu faire considérer comme des abcès du foie.

OBSERVATION VI.

Suppuration des voies biliaires. — Fièvre intermittente symptomatique, par M. Cornil (1).

D..., âgée de 83 ans, entre à l'infirmerie de la Salpêtrière, le 21 octobre 1863, service de M. Charcot. Le 20 octobre, elle avait éprouvé pendant la nuit un frisson suivi de chaleur et de sueur. Des accès fébriles tout à fait semblables la reprennent le 23 à deux heures du soir et le 24 à onze heures du matin.

Le 25, elle a été prise d'un frisson violent, avec tremblement, qui a duré depuis six heures du matin jusqu'à neuf heures. Pendant ces trois heures, elle était cyanosée et poussait des cris causés par une douleur qu'elle rapportait au flanc gauche. Le facies est très-altéré, la peau chaude; température, 40°, pouls fréquent, langue blanchâtre, bouche amère, soif vive. Souffle doux au premier temps du cœur et endocardique. Pendant son accès fébrile, elle laisse involontairement échapper ses urines. Le soir, 40°, douleur à la région splénique; la rate paraît volumineuse et donne 12 centimètres de matité dans son plus grand diamètre. — 80 centigr. de sulfate de quinine.

Le 26. Frisson à cinq heures du matin, suivi presque immédiatement de chaleur brûlante, 39° 1/2 à la visite; pouls, 96,

(1) Cornil, Comptes-rendus de la Société de biologie, 1864, p. 10. Cette observation a été publiée aussi dans les Bulletins de la Société anatomique, 1867, p. 412, par M. Benni.

douleur au flanc gauche et à l'hypochondre droit.—Sulfate de quinine, 1 gr.

Le 27. Pas de frisson, facies altéré, abattement, teinte jaune plombée de la peau, pouls, 80 p., 37°,5; même douleur; urines chargées avec sédiment rouge, pas d'albumine. — Sulfate de quinine, 1 gr.

Le 28. Dans la journée d'hier, la malade a éprouvé deux frissons, l'un à midi, l'autre dans la soirée. Enfin, elle a été prise par un frisson ce matin à huit heures; elle se plaint de douleurs en ceinture, allant d'une région hypochondriaque à l'autre; langue sèche, amertume de la bouche.—Sulfate de quinine, 1 gr. 50.

Le 29. Pas de frissons ni hier soir, ni ce matin; l'intensité de la douleur, son siége aux hypochondres et dans les reins, l'amertume de la bouche sont les mêmes. La face est jaunâtre, grippée, la peau est brûlante, 39° 4/5; une selle bilieuse, pas d'albumine ni de matière colorante biliaire dans l'urine.

Le soir, à sept heures et demie, frisson prolongé, 40° 3/4, suivi de chaleur brûlante.

Le 30. 100 p., 38° 1/5, face grippée, mains violacées; la douleur des hypochondres a cessé complétement.—Sulfate de quinine, 1 gr. 50.

Le 31. Mort à une heure du matin.

Autopsie le 1er novembre. — Le foie est volumineux, mou; les lobules hépatiques sont assez gros, rouges à leur centre, gris à leur périphérie. La vésicule biliaire est petite, ne contient pas de calculs volumineux, mais seulement une assez grande quantité de gravier rouge biliaire. Les conduits biliaires sont dilatés et remplis par de petits graviers, dont les plus gros ont la grosseur d'un petit pois, qui sont durs, rugueux, rouges, et de sable fin de même nature; ils sont composés de pigment et n'oblitèrent en aucun point les voies biliaires, dans lesquelles ils sont libres.

En pratiquant une coupe à la face inférieure du foie, on tombe dans un *abcès* purulent. Le liquide qui s'échappe est épais, comme gélatineux ou caséeux, blanchâtre; il est moins fluide, moins jaune que le pus ordinaire; il ressemble un peu à de l'amidon cuit. La poche qui renferme ce pus est anfractueuse et paraît lobulée à première vue; en l'ouvrant entièrement, on voit qu'au lieu d'une cavité unique on a affaire à plusieurs canaux biliaires voisins qui viennent se rendre dans l'une des deux branches principales du conduit hépatique. Les parois en sont formées par une membrane mince à fibres circulaires avec de petites glandes. Ce sont des *canaux biliaires dilatés*, de la grosseur du petit doigt et pleins d'un liquide purulent. Dans le liquide de cet abcès, on ne trouve pas de calculs biliaires. Les éléments anatomiques de ce pus sont des leucocytes à plusieurs noyaux, mesurant de 0,009 à 0,004 de millimètre, et des cellules en fuseau et cylindriques. Le tronc et les branches de la veine porte sont libres. La rate mesure 13 centimètres, elle est molle et diffluente.

OBSERVATION VII.

Coliques hépatiques, ictère, mort au bout de cinquante jours. — Calcul oblitérant l'origine du cholédoque. — Grande dilatation des racines du canal hépatique. — Abcès du foie; par M. Duplay (1).

Une femme de 70 ans, d'une bonne santé habituelle, ressentit, au commencement de décembre 1828, une douleur vive dans le flanc droit, à la suite d'un violent effort. Aussitôt fièvre continue intense, inappétence; elle reprend ses occupations au bout de huit jours, conservant une gêne dans le flanc droit, avec anoxexie, nausées et constipation.

En janvier, douleurs vives dans la région du foie, soif, nausées, vomissements, fièvre et ictère.

Le 11 janvier, elle présentait les symptômes suivants : Ictère foncé, fièvre (110 pulsations), soif vive, nausées, hypochondre droit douloureux; le bord antérieur du foie forme une saillie, sentie par la palpation et descendant assez bas dans le flanc droit. Selles rares, décolorées.

Le 13, amélioration légère.

Le 17. Prostration, sueurs visqueuses, pouls petit, fréquent, langue sèche, déjections alvines, liquides et involontaires.

Le 18. Adynamie profonde, parole embarrassée, pénible, réponses lentes, langue noire et sèche, dévoiement.

Le 19. Pouls de plus en plus petit, visage grippé; pas de parole, respiration haute, diarrhée abondante. Mort à deux heures.

Autopsie. — Foie volumineux, dépassant de 10 centimètres le rebord des côtes.

Dans le lobe gauche sont deux cavités : l'une admettrait une petite pomme d'api, l'autre une petite noix; elles sont remplies de pus légèrement verdâtre, homogène, de bonne nature; leur intérieur est revêtu d'une membrane lisse, facile à déchirer.

(1) Fauconneau-Dufresne, Traité de l'affection calculeuse du foie et du pancréas, 1851, p. 152.

Le lobe de Spigel contient un troisième foyer purulent intermédiaire par le volume aux deux autres ; le parenchyme environnant est rougeâtre et induré.

Le lobe droit ne présente rien d'anormal.

Le canal cholédoque, à son origine, est entièrement oblitéré par un calcul dur, verdâtre, du volume d'un gros haricot. La vésicule est convertie en un canal à parois épaisses, contenant de la bile d'un vert foncé. Le canal hépatique, très-dilaté, admet le doigt annulaire ; cette dilatation, peu marquée dans la branche droite, l'est bien plus dans la gauche qui va se distribuer au lobe moyen et au petit lobe. Toutes les racines du canal hépatique sont extrêmement distendues par une bile épaisse d'un vert foncé. En incisant sur un stylet les dernières ramifications, on pénètre dans de petites cavités formées par les origines renflées du canal hépatique. Ces espèces de culs-de-sac, qui renfermeraient pour la plupart un pois de moyenne grosseur et dans l'intérieur desquels on voit se continuer la membrane interne des canaux, contiennent un liquide d'un vert tendre, épais, onctueux, formé par un mélange de pus et de bile. Ces petites cavités, au nombre de douze ou quinze, n'occupent que le lobe gauche du foie.

Dans les foyers moyens, souvent on ne peut reconnaître la présence d'une paroi membraneuse distincte, isolant la cavité du foyer du tissu hépatique ambiant ; la matière renfermée dans la poche peut avoir la même apparence, et se composer des mêmes éléments que dans le premier groupe de faits ; mais les leucocytes y sont beaucoup plus nombreux. On y voit, en outre, des noyaux granuleux qui paraissent être les noyaux des cellules propres du foie. Il devient alors évident que le parenchyme hépatique a pris part au processus pathologique, et que le foyer n'est plus seulement constitué par la dilatation plus ou moins considérable d'un ou de plusieurs canalicules biliaires à leur confluent. Dans les grands foyers, la paroi est épaisse ; à sa face interne l'on y constate une sorte de pseudo-membrane purulente; au microscope l'on voit que cette paroi est constituée par de nombreux éléments embryonnaires; noyaux, cellules plasmatiques entourées par un substratum légèrement fibrillaire, et à face interne pas trace d'épithélium; il s'agirait donc d'une néo-formation membraneuse.

Assez souvent ces deux sortes de poches se rencontrent sur le même sujet, ainsi qu'on l'a constaté dans les observations 4, 8, 12, 19.

OBSERVATION VIII.

Abcès multiples du foie consécutifs à une inflammation des radicules biliaires distendues par la bile; par le professeur J. Cruveilhier (1).

La femme V... L..., âgée de 32 ans, blanchisseuse, est entrée à l'hôpital de la Charité, salle Sainte-Joséphine, n° 5, service de M. Cruveilhier, le 24 novembre 1856.

Elle présente un ictère des plus intenses, dont la nuance semble résulter d'un mélange de jaune, de vert et de bistre. La malade se plaint d'une douleur très-vive à la région hépatique, se faisant sentir principalement au-dessous de la base du thorax, bien que le foie ne déborde pas; la douleur s'étend jusqu'à la région iliaque droite, dont la malade se plaint au moins à l'égal de la région hépatique; la pression exercée dans les espaces intercostaux qui répondent au foie est douloureuse. L'exploration du foie par commotion ne peut pas être supportée, point de tumeur au niveau de la région occupée par la vésicule.

Diagnostic de l'état local : Hépatite avec péritonite localisée, ou hépato-péritonite qu'on peut comparer à la pleuro-pneumonie; probablement elle est consécutive à une rétention de la bile qui doit être complète.

L'état général est grave, état adynamique porté à un haut degré, prostration, décubitus horizontal; voix cassée, presque éteinte; lan-

(1) Arch. génér. de méd., 1857, vol. I, 5e série, t. IX, p. 54. Communication à la Soc. anat., le 5 décembre 1856.

gue très-sèche, à fond rouge, couverte d'une couche fuligineuse, éruption labiale teinte de sang; selles, urines involontaires; point de réaction fébrile; pouls à 65 pulsations par minute, point de chaleur à la peau; la douleur latérale droite impose des limites à l'ampliation de la poitrine.

Comme commémoratifs, la malade, qui a toute sa présence d'esprit, raconte que sa maladie a débuté, quinze jours auparavant, par une douleur dans tout le côté droit de l'abdomen, dont le siége principal était à la région iliaque droite; qu'au début il n'y avait pas d'ictère, lequel ne s'est manifesté que huit jours après l'invasion de la douleur. Interrogée sur ses antécédents, elle répond que, deux ans auparavant, elle avait éprouvé une maladie tout à fait semblable: un ictère avec douleur au côté droit et qu'elle s'était parfaitement rétablie.

Cataplasmes, limonade, diète absolue; la prostration excessive des forces contre-indique toute évacuation sanguine.

Pronostic très-grave.

Les 25 et 26 novembre. Même état.

Le 27. La douleur, hépatique et sous-hépatique, est beaucoup plus vive et s'étend à tout l'abdomen qui est tendu, ballonné; et cependant pas de mouvement fébrile, pouls à 70; point de nausées ni de vomissements.

Application de quinze sangsues à la région douloureuse avec recommandation expresse d'arrêter l'écoulement du sang une heure ou deux après la chute des sangsues; on crut avoir arrêté la perte sanguine, mais le lendemain, à la visite, les piqûres coulaient encore; la solution de perchlorure de fer les arrêta immédiatement.

Le 29 et le 30, pouls moyen, à 70; état adynamique des plus complets, l'abdomen ballonné est plus distendu que les jours précédents. Le degré de cette douleur et, par conséquent, de l'inflammation était parfaitement traduit au dehors par l'état d'un sac herniaire ombilical qui, peu sensible à l'entrée de la malade, était devenu très-douloureux le 27, et bien plus encore le 29 et le 30.

Le 1er décembre, agitation, subdélirium, et néanmoins la malade répond assez juste aux questions; dyspnée, pouls débile à 70. Mort.

La marche de la maladie nous a porté à croire que cet ictère fébrile avec hépato-péritonite avait pour point de départ une inflammation des conduits biliaires, distendus par la bile, dont la rétention devait être complète, vu l'intensité de l'ictère.

Autopsie. — Elle permet de découvrir:

1° Une *péritonite* à la fois pseudo-membraneuse et purulente : le pus et la fausse membrane sont également teints en jaune ; la fausse membrane formait une couche mince, cohérente et adhérente, qu'on retrouvait sur toute la surface du péritoine et plus particulièrement autour du lobe gauche du foie ; le pus formait une couche peu épaisse, demi-liquide, superposée à la fausse membrane.

2° Entre le lobe gauche du foie et l'estomac, plusieurs cuillerées de liquide épais, fortement teint en vert et qui nous a paru n'être autre chose qu'un *épanchement de bile.*

3° La source de cet épanchement était non dans une rupture de la vésicule biliaire, laquelle n'existait qu'à l'état de vestige, mais dans la *rupture d'abcès biliaires* qui occupaient la face convexe du lobe gauche du foie. Ces abcès étaient au nombre de cinq ou six, groupés les uns contre les autres ; deux s'étaient ouverts dans le péritoine, leurs parois irrégulières, noirâtres, présentaient un aspect gangréneux ; ils s'étaient développés à une petite distance du péritoine, dont la face adhérente était dénudée dans une certaine étendue.

4° Le foie était mou, volumineux, d'une couleur olive, comme imprégné de bile. Plusieurs sections profondes, faites çà et là dans son épaisseur, montrent la coupe des canaux biliaires énormément dilatés, remplis de bile d'un jaune orangé un peu bistré et en grande abondance. Ces canaux sont d'ailleurs parfaitement sains et présentent çà et là des ampoules et des plis circulaires qui ressemblent à de petites valvules incomplètes.

Ces sections démontrent, dans l'épaisseur du foie, la présence de plusieurs *abcès biliaires*, les uns superficiels, les autres profonds, à divers degrés de développement ; j'en ai étudié une dizaine et il m'a été facile de voir que les moins avancés étaient formés dans les *conduits biliaires*, dont les parois, percées de trous, se plissaient par la traction qui les détachait des parties voisines et se continuaient manifestement avec les conduits biliaires. Dans les abcès plus avancés, l'inflammation avait dépassé les limites des canaux biliaires et occupait le *tissu propre du foie.*

La vésicule biliaire était réduite au volume d'un gros grain de raisin et remplie par une matière pultacée semblable à du mastic de vitrier ; elle adhérait très-intimement au côlon et au duodénum, mais sans aucune communication fistuleuse avec ces intestins. Un stylet, introduit de haut en bas dans la cavité de la vésicule, a pénétré dans une autre cavité dont elle était séparée par un léger rétrécissement et que remplissait un calcul biliaire, ovoïde, rugueux à sa surface; point de canal cystique appréciable. Ce *calcul biliaire*, situé au niveau de la *jonction des canaux hépatique et cholédoque*, interceptait toute communication entre ces deux conduits, d'où la rétention de la bile; ce dernier canal (le cholédoque) était d'ailleurs perméable dans tout le reste de sa longueur.

Réflexions. — Toute l'économie de cette maladie découle des données fournies par l'anatomie pathologique.

L'ictère fébrile, éprouvé par la malade deux ans avant son entrée à l'hôpital, était une hépatite ou plutôt une cystite biliaire calculeuse, qui s'était probablement propagée jusqu'au confluent des conduits cystique, hépatique et cholédoque; car la cystite biliaire seule ne donne pas lieu à l'ictère. La vésicule a suppuré, rien n'annonce qu'il y ait eu communication entre la vésicule et le côlon; cependant cela n'est pas impossible, vu leur adhérence intime. La vésicule du fiel, séparée depuis cette époque des voies biliaires, s'était ratatinée, et à la sécrétion purulente avait succédé une sécrétion d'apparence tuberculeuse, entretenue probablement par la présence du calcul biliaire. Un nouvel obstacle au cours de la bile s'était produit par suite de la présence du calcul, probablement à l'occasion d'une phlegmasie nouvelle qui s'est établie autour de lui, au point de réunion des conduits hépatique et cholédoque, d'où la rétention de la bile et la distension des conduits biliaires depuis le tronc du canal hépatique jusqu'aux dernières radicules. Par suite, il s'est développé une inflammation des voies biliaires, qui s'est propagée au tissu du foie, et a usé les parois de ces radicules, d'où épanchement circonscrit de bile dans le tissu propre du foie et abcès gangréneux.

La péritonite pseudo-membraneuse a été la conséquence de la propagation au péritoine de l'inflammation développée dans la portion du tissu hépatique subjacente. La péritonite purulente a été le résultat des perforations des foyers biliaires purulents et gangréneux dans la cavité péritonéale.

Cette observation démontre à l'évidence, que les abcès multiples du foie peuvent être aussi bien la conséquence de l'inflammation des voies biliaires, que des divisions de la veine porte, et aussi indépendants de ce qu'on appelle l'infection purulente.

Nous avons déjà dit que ces foyers, la plupart purulents, sont situés sur le trajet des canalicules biliaires, et souvent vers la périphérie des lobules; toutefois, il n'est pas toujours facile de distinguer s'il existe ou non une communication entre les abcès et les conduits excréteurs de la bile. En effet, si, dans un petit nombre de cas, l'ouverture de communication peut être aisément reconnue, le plus souvent il arrive que le canalicule biliaire, qui primitivement s'ouvrait dans le foyer, est oblitéré, au moins dans la partie voisine des abcès. Il en résulte une difficulté extrême, et parfois même une impossibilité absolue de rapporter le foyer purulent à sa véritable origine, s'il n'existe pas d'épithélium cylindrique dans la cavité.

Outre les lésions spéciales que nous venons de décrire, il existe constamment des altérations plus ou moins considérables des *voies biliaires*, surtout dans le voisinage des abcès; en effet, dans les petites ramifications, comme nous le verrons plus loin en nous occupant de l'étiologie, ces foyers hépatiques coexistent presque toujours avec la rétention et la stase de la bile déterminées par un obstacle au cours de ce liquide, et avec l'angïocholite consécutive dont ils semblent être la conséquence.

Les canaux biliaires offrent donc une *dilatation* générale ou partielle, cylindrique ou ampullaire, uniforme ou irrégulière; variétés que l'on rencontre fréquemment ensemble, et dont la disposition rappelle celle de la dilatation bronchique (Monneret).

L'ectasie cylindrique s'observe en général sur les gros canaux et sur ceux d'un moyen calibre dans l'épaisseur du foie, tandis que la forme ampullaire se remarque sur les ramifications les plus déliées, et notamment sur leur extrémité terminale, à la périphérie de la glande hépatique; le même canalicule biliaire, pouvant être le siége de plusieurs dilatations partielles, affecte quelquefois une disposition moniliforme très-remarquable.

Mais le plus souvent ces ectasies sont réparties d'une façon fort irrégulière : une division principale est élargie ainsi que ses ramifications, tandis que les autres branches du même lobe hépatique conservent leur calibre normal : tout dépend en effet du siége de l'occlusion. Quand l'obstacle au cours de la bile réside dans le conduit hépatique ou dans le canal cholédoque, la stase biliaire s'effectuant au-dessus, la dilatation cylindrique ou ampullaire s'observe dans toute l'étendue du foie.

La *paroi des canalicules* ne présente pas toujours une altération bien prononcée : la membrane qui la constitue est blanchâtre, lisse, souvent épaissie (Frerichs) ; le tissu connectif a proliféré, il y a eu inflammation de la paroi ; d'autres fois, on l'a vue amincie par la distension qu'elle a subie, sillonnée de plis saillants ressemblant à des valvules conniventes (Monneret) ; parfois elle est le siége d'ulcérations plus ou moins circonscrites, et même de perforations qui ont livré passage au dehors du conduit à la matière qui le remplissait (Frerichs). Dans celles de nos observations où l'on a examiné avec soin l'état des voies biliaires, il n'y avait pas d'ulcérations ; mais dans les dilatations de petites dimensions, la paroi était plus ou moins amincie ; et en disséquant plusieurs foyers l'on peut suivre l'évolution : la paroi s'épaissit d'abord, mais peu à peu elle s'amincit, et les produits de l'inflammation se trouvent bientôt en contact direct avec le parenchyme.

Les canaux biliaires contiennent tantôt de la bile altérée, tantôt du mucus, ou plutôt un mélange de bile et de mucus avec quelques leucocytes. Dans un petit nombre de faits, c'était une matière jaunâtre, ocrée, semi-liquide, avec des graviers plus ou moins abondants, ou bien des concrétions tubuleuses ne remplissant pas complétement le calibre du vaisseau, sans adhérences aux parois, et formant à l'intérieur du conduit une sorte de canal concentrique; les ramifications que présentent souvent ces dépôts les ont fait comparer aux branches du corail. C'est ce qu'on a observé dans le cas suivant :

OBSERVATION IX.

Kyste hydatique du lobe droit du foie. — Inflammation spéciale des radicules biliaires du lobe gauche, foyers multiples dans ce même lobe; par MM. Mesnet et Boinet (1).

Le lobe gauche du foie, rouge-brun, mou, granuleux, présente à sa face inférieure de petits *foyers* ayant quelque ressemblance avec les abcès métastatiques et légèrement saillants à la surface; incisés, ils avaient le volume d'une lentille, d'une noisette; leur cavité, tapissée d'une membrane fine et adhérente, était remplie par un liquide épais, onctueux, de couleur jaune-orange dans quelques points, blanchâtre, puriforme dans d'autres. Ce liquide se retrouvait avec les mêmes caractères depuis les conduits les plus fins jusque dans les canaux biliaires du plus fort calibre, au voisinage de la scissure transverse.

Le canal cholédoque incisé dans toute sa longueur était libre, sa capacité plus glande. Comme les autres parties des voies biliaires, il contenait le liquide jaune-orange, mais sans aucune apparence de pus : ce semblait être simplement de la bile.

Les canaux biliaires contenaient aussi dans leur intérieur des *tubes creux ramifiés*, colorés en rouge, baignant dans la matière épaisse, onctueuse, jaune-orange et puriforme. On peut suivre ces tubes dans toutes les divisions des voies biliaires; ils se terminent par une extrémité irrégulière, déchiquetée, plongeant dans une des collections puriformes mentionnées, et dans le liquide se trouvent des granulations d'un jaune rougeâtre, des fragments de cylindres de la même nature que les fragments des tubes; ils sont libres et non adhérents. La membrane qui tapisse les conduits hépatiques où se trouvent les tubes est blanche, opaque, épaisse dans certains canaux; dans d'autres, elle est irrégulière, flottante sous l'eau, brisée avec des solutions de continuité.

M. Robin a constaté que le liquide jaune orange, extrait par la pression des cylindres ramifiés que renferment les conduits biliaires, n'a présenté que les éléments normaux de la bile, ses matières colorantes, et point de cristaux.

Le liquide blanc jaunâtre, existant entre les tubes et la membrane interne des conduits biliaires, a donné les éléments de la bile mélangés à des globules purulents bien manifestes, dont la mem-

(1) In Revue médicale, 1853, p. 141.

brane d'enveloppe s'est dissoute par l'addition de l'acide acétique et dont le noyau s'est montré avec tous les caractères qui appartiennent au pus.

Réflexions. — Quelle est la nature des tubes ramifiés contenus dans les canaux biliaires? Sont-ils le produit d'un dépôt de la bile, ayant plus ou moins d'analogie avec le mode de développement d'un calcul? Sont-ils formés par la muqueuse du conduit biliaire épaissie, incrustée des éléments de la bile, séparée par l'inflammation de la paroi du canal qu'elle tapisse à l'état normal?

Ce serait plutôt, suivant M. Mesnet, une sorte de pseudo-membrane formée par suite d'une altération inflammatoire de la muqueuse elle-même.

M. Mesnet ajoute que les traités d'anatomie pathologique n'indiquent rien de semblable dans la description des maladies du foie; cependant Frerichs mentionne l'existence de ces productions et, avant lui, Plater (1) avait observé dans les conduits biliaires des calculs qui représentaient un tophus coralloïde rameux et creux en dedans ; Glisson en avait vu dans des foies de bœuf, et le professeur Cruveilhier (2) rapporte un cas qu'il doit à M. Briquet et dont nous ne donnons qu'un extrait : les voies biliaires dilatées contenaient des *concrétions canaliculées*, ramifiées, produites par une combinaison solide de mucus et de matière jaune de la bile ; les conduits biliaires présentaient çà et là des dilatations ampullaires très-considérables; quelquefois plusieurs ampoules appartenant à des canaux

(1) Fauconneau-Dufresne, loco citato, p. 152.
(2) Anat. path. T. II, p. 836.

biliaires différents étaient justaposées. La matière contenue dans ces ampoules ou foyers ressemblait à du pus teint en jaune. Au niveau de ces dilatations ampullaires, les parois des canaux biliaires étaient altérées, quelquefois même elles paraissaient détruites, mais partout le tissu du foie avait été respecté. — Dans ce cas, la rétention de la bile s'était produite à la suite de la compression du canal cholédoque, puis il y avait eu dilatation des voies biliaires, production des con-crétions, inflammation des conduits excréteurs de la bile, et enfin secrétion purulente mêlée à la bile : telle était la filiation des faits, facile à saisir.

Le *parenchyme hépatique*, parfois hyperémié dans toute son étendue, présente assez fréquemment autour des foyers une rougeur foncée, brunâtre, comme ecchymotique, accompagnée de ramollissement partiel ou d'induration. Dans un certain nombre de circonstances, on observe des hépatites partielles, lobulaires, que Monneret a comparées avec juste raison aux pneumonies lobulaires consécutives à la bronchite capillaire : autour des ramifications biliaires, le tissu propre du foie s'injecte en formant des noyaux d'induration qui se ramollissent quelquefois et sont le point de départ d'abcès. Les cellules hépatiques du cercle noirâtre, que l'on observe souvent autour des foyers purulents et puriformes, sont remplies de granulations pigmentaires brunâtres plus ou moins foncées.

Ces hépatites partielles sont-elles consécutives à l'ulcération et à la perforation inflammatoires des canalicules biliaires, suivies de l'épanchement de leur contenu au dehors des conduits, ou bien se forment-elles seulement par le fait du voisinage ou par la propagation de la phlegmasie?

Nous ne pouvons actuellement rien affirmer de certain à ce sujet.

Les observations 5, 10, 18, nous offrent des exemples de cette lésion.

OBSERVATION X.

Hépatite avec foyers purulents. — Destruction de la vésicule biliaire. — Arrêt du cours de la bile par un calcul engagé dans le canal cholédoque; par M. Notta (1).

Montfort, 54 ans, entre à l'Hôtel-Dieu annexe, le 5 juin 1847. Depuis deux ans, il a eu de temps en temps, environ une fois tous les mois ou tous les deux mois, des coliques très-vives, qui s'accompagnaient de vomissements et de dévoiement. Ces coliques le forçaient de suspendre son travail pendant trois ou quatre jours. Avant ces deux ans, il avait eu quelques coliques semblables, mais à de très-grands intervalles. Dans l'intervalle de ces coliques, l'appétit était bon. A Pâques dernier, il fut obligé de s'aliter pendant trois semaines pour un dévoiement intense, accompagné de coliques semblables aux précédentes, mais moins fortes, et depuis ce moment il est souffrant; il a maigri, mais il a repris néanmoins ses travaux. Il y a trois semaines qu'il est plus souffrant.

Le 31 mai, il a été obligé de cesser son travail; il fut pris le soir de vomissements noirâtres acides. Le 1er juin, il a une perte de connaissance; le 5, il entre à l'hôpital. Ictère général, dont le malade ne s'est aperçu que depuis hier; purpura hémorrhagica assez discret. Sujet amaigri, peau flasque, anorexie, bouche amère, soif vive: 76 pulsations. Hier il a eu des frissons, cette nuit des sueurs abondantes. Le foie, considérablement hypertrophié, déborde les fausses côtes de deux travers de doigt, et en haut, sa matité remonte jusqu'à un travers de doigt du mamelon. Par la percussion, on constate qu'il s'étend transversalement jusqu'à l'hypochondre gauche. Vive douleur à la pression dans la région hépatique, et surtout à la région épigastrique. Un peu de douleur dans le reste du

(1) Bull. Soc. anat., 1848, p. 112.

ventre. — 4 ventouses scarifiées sur la région hépatique; julep diacode; deux pilules opium, 0,05; lavement émollient; diète.

Le lendemain 6, mieux notable.

Le 7, le malade est mourant à la visite du matin.

Autopsie vingt-quatre heures après la mort.

Roideur cadavérique très-prononcée. Teinte ictérique du sujet; quelques taches ecchymotiques.

Péritoine rouge, injecté avec fausses membranes çà et là; adhérences récentes entre les circonvolutions intestinales; à peine quelques cuillerées de sérosité jaunâtre dans la cavité péritonéale.

Sur la surface convexe du foie, légère couche de matière pultacée, grisâtre, et non organisée, s'enlevant facilement en râclant avec le scalpel. Foie très-augmenté de volume. Diamètre vertical, 22 centimètres; transversal, 27 centimètres. Sa coloration est plus foncée; çà et là on aperçoit quelques ecchymoses brunâtres. Son tissu est ramolli et se laisse pénétrer avec le doigt beaucoup plus facilement qu'à l'état normal. A la coupe, ou y trouve de nombreuses ecchymoses noirâtres, tout à fait semblables à celles qui précèdent la formation des abcès métastatiques; au centre de la plupart existe un petit foyer purulent. En d'autres points, et surtout au niveau du bord postérieur, le pus est réuni en collections purulentes de grandeur variable depuis le volume d'un haricot jusqu'à celui d'un œuf de pigeon. Ces collections ne sont point enkystées et les parois du foyer sont formées par la substance même du foie à nu. L'aspect de ce pus est variable; tantôt il est bien lié, jaunâtre, tantôt il est mêlé à une certaine quantité de bile; enfin, dans les foyers les plus superficiels du bord postérieur, il est gris noirâtre. Les canaux biliaires sont très-dilatés et pleins de bile; au niveau du bord tranchant du foie, dans le point occupé normalement par la vésicule du fiel, on rencontre une dépression avec froncement de la substance du foie autour. Au-dessus de cette dépression, qui peut avoir $0^{m},02$ de largeur sur 0,03 de hauteur, on voit sur la substance du foie des cicatrices blanchâtres, légèrement déprimées. Cette dépression, ainsi que le bord tranchant du foie, repose sur l'arc du côlon; de cette dépression part du tissu cellulaire injecté, noirâtre, qui va s'épanouir sur le côlon en se confondant avec son enveloppe péritonéale; après avoir enlevé par la section le tissu cellulaire, on voit que de la face supérieure du foie au niveau de la dépression mentionnée, part un cordon fibreux qui adhère intimement au côlon. En incisant le côlon, on voit à sa surface interne, dans le point qui correspond à l'insertion du cordon fibreux, une cicatrice bleuâtre de 2 centimètres de long sur un demi-centimètre de large.

Les canaux biliaires sont très-dilatés par une bile jaunâtre; leur calibre égale celui du petit doigt. Le conduit cystique communique avec une poche fibreuse qui paraît être le reste du col de la vésicule. Cette poche, à parois très-épaisses, est appliquée sur la face inférieure du foie, à deux travers de doigt de son bord tranchant et sur la même ligne antéro-postérieure que la dépression décrite; elle a 2 centimètres de large sur 4 centimètres de long. Logée pour ainsi dire dans la substance du foie, elle est appliquée sur un calcul biliaire du volume d'une noisette. De son extrémité antérieure part le cordon fibreux qui se rend au côlon; de son extrémité postérieure part le canal cystique. A 2 centimètres avant son orifice duodénal, le canal cholédoque renferme un calcul arrondi de 3 centimètres et demi de circonférence; en pressant près de l'orifice du canal cholédoque, on en fait suinter une gouttelette d'une matière purulente. Les autres organes ne présentent rien de particulier.

Réflexions. — D'après ses antécédents, ce malade aurait été affecté de coliques hépatiques dues au passage de calculs de la vésicule dans les conduits biliaires.

Il est probable que la maladie qu'il a eue à Pâques dernier, et sur laquelle il a donné des renseignements peu précis, a été causée par l'ouverture de la vésicule dans le côlon; puis, la vésicule se sera atrophiée, et le cordon qui a été trouvé en paraît être le débris. Quelques calculs seront restés enchâtonnés dans le col de la vésicule, et le passage d'un de ces calculs dans le canal cholédoque aura probablement donné lieu aux derniers accidents qui ont terminé les jours du malade.

La bile, ne pouvant plus passer dans le duodénum, a distendu les canaux biliaires jusque dans leurs ramifications; là, agissant comme corps irritant, elle a déterminé l'inflammation du parenchyme hépatique.

Ce qu'il y a de remarquable dans ce cas, c'est l'absence de réaction fébrile, et la gravité des lésions trouvées à l'autopsie, qui n'est nullement en rapport avec les symptômes éprouvés par le malade pendant la vie.

Les *lésions concomitantes*, causes ou effets de la phlegmasie des radicules biliaires et des foyers consécutifs, sont assez nombreuses. — Nous n'insisterons pas ici sur les altérations pathologiques qui semblent avoir une certaine influence sur le développement des collections hépatiques qui nous occupent; nous croyons que leur étude sera mieux placée à l'article *Etiologie*. Pour la plupart, elles siégent dans le voisinage et sur le trajet des voies biliaires et surtout des canaux hépatique et cholédoque. On observe assez fréquemment des lésions diverses de la vésicule et de son conduit excréteur, telles que dilatation, atrophie, oblitération, suppuration, perforations, dégénérescences, calculs, etc.; mais ces états sont ordinairement, comme les foyers hépatiques eux-mêmes, la conséquence des obstacles qui ont amené la rétention biliaire et ses suites et ne peuvent être considérés comme causes des abcès.

La pyléphlébite ou inflammation de la veine porte coexiste quelquefois avec la cholécystite et, comme elle, donne lieu à la formation de collections purulentes, dont le point de départ est parfois assez difficile à déterminer. L'observation 18 nous offre un exemple de cette complication.

Les modifications diverses que l'on rencontre assez souvent dans le parenchyme du foie, telles que l'atrophie, l'induration, la dégénérescence graisseuse, les cirrhoses partielles ou générales, l'infiltration biliaire, etc., sont manifestement consécutives à la rétention prolongée de la bile et surtout à l'altération de sécrétion et de nutrition de l'organe qui en est la suite. L'angiocholite aiguë ne paraît prendre évidemment aucune part à leur développement.

Par suite de leur tendance à s'étendre, les collections purulentes hépatiques peuvent se vider de leur contenu.

Nous n'avons pu trouver d'exemples d'ouverture à travers les parois abdominales; ce résultat est-il possible? La terminaison mortelle qui suit plus ou moins rapidement la formation de ces abcès suffit peut-être pour expliquer l'absence de l'issue du pus à l'extérieur. Mais il n'est pas rare de constater l'évacuation du pus par un conduit biliaire plus ou moins considérable (Voyez obs. 2, 13). On a vu également ces abcès, développés près de la surface du foie, détruire les enveloppes de l'organe et se vider dans la cavité péritonéale, d'où péritonite partielle ou générale (Voyez obs. 2, 19). Enfin, et les observations suivantes en sont des exemples, l'abcès ou les abcès peuvent s'ouvrir dans les bronches après avoir perforé le diaphragme et le poumon.

OBSERVATION XI.

Lombrics égarés dans le foie ayant provoqué une hépatite suppurative, l'un des abcès communiquant avec les bronches; par M. Lebert (1).

Une fille, âgée de 15 ans, est prise, le 8 décembre 1854, d'un violent frisson, suivi de chaleur et de sueur, soif vive, douleurs vagues dans le côté droit de l'abdomen, diarrhée.

(1) In Traité d'anat. path., 1857, t. I, p. 412; et in Davaine, Traité des entozoaires, 1859, p. 170.

Le 16 décembre. Le foie est le siége de douleurs assez vives augmentant par la pression; il dépasse les fausses côtes d'environ deux travers de doigt. Les jours suivants, il y a de l'amélioration dans la douleur, la fièvre et la diarrhée.

Le 22. Il survient de la toux avec expectoration muqueuse peu abondante; rien à l'auscultation.

Le 26. Expulsion de lombrics par le vomissement et par les selles; la toux a cessé.

Le 2 janvier. Douleurs dans la partie inférieure droite du thorax; son mat à la percussion, depuis l'omoplate jusqu'en bas; respiration bronchique et bronchophonie dans toute cette étendue; pouls 124; toux fréquente, crachats gluants, légèrement sanguinolents; respiration 32, diarrhée.

Le 4. Râles crépitants et respiration bronchique.

Le 5. A la base du poumon gauche, matité qui diminue le lendemain et disparaît les jours suivants. Les symptômes persistent à droite; respiration bronchique au sommet, matité en haut et à droite jusqu'au mamelon.

Le 10. Persistance des symptômes et de la diarrhée; œdème au pied droit.

Le 11. Son tympanique dans la partie antérieure et supérieure du côté droit du thorax et en arrière dans la moitié supérieure; matité en bas; respiration amphorique autour du mamelon. Matité (du foie) jusqu'à trois travers de doigt au-dessous des côtes. Crachats non sanguinolents, dyspnée très-forte.

Le 12. Aggravation des symptômes. Mort le 13.

Autopsie. — On constate la présence de gaz dans la plèvre du côté droit. A l'ouverture du thorax, on trouve le poumon droit refoulé en arrière, mais fixé en bas au diaphragme. Un épanchement séreux, légèrement trouble, occupe la partie antérieure jusqu'au septième espace intercostal, où il est délimité par des adhérences ou des fausses membranes.

La principale altération est dans le foie. Déjà, en l'enlevant, on voit les conduits cholédoque, cystique et hépatique dilatés; ils renferment plusieurs lombrics. La partie convexe du foie est entièrement adhérente au diaphragme, et, en le disséquant, on ouvre un abcès du foie; on aperçoit à la surface de l'organe un certain nombre de petits foyers purulents. La veine porte est saine et montre seulement quelques caillots non adhérents, dans des ramifications de troisième ordre. Les abcès se trouvent partout en dehors de la veine, mais plusieurs d'entre eux communiquent avec les conduits biliaires, et dans deux on trouve des lombrics très altérés, dont l'un surtout est presque diffluent par macération. La plupart des abcès se trouvent dans le lobe droit et varient entre le volume d'un petit pois et celui d'une pomme; tout autour d'eux, le tissu hépatique est hyperémié, d'un rouge foncé, avec légère diminution de consistance. Au microscope, on voit les cellules du foie normales, peut-être leur contenu graisseux un peu augmenté.

Le pus montre de fort beaux globules à noyaux. Le lobe gauche ne renferme pas d'abcès, mais également plusieurs lombrics dans les conduits biliaires. Le foie, dans sa totalité, n'est que légèrement au-dessus du volume normal.

Un des abcès du foie a largement perforé le diaphragme; son ouverture, de plus de 1 centimètre de diamètre, communique avec la base du lobe pulmonaire inférieur droit, non-seulement par une large ouverture, mais aussi par un certain nombre de petits trous; et la partie correspondante du poumon est comme criblée de ces petites ouvertures, qui conduisent dans des infiltrations purulentes du parenchyme pulmonaire, et qui, par une communication directe avec les bronches, ont provoqué le pneumothorax. La membrane muqueuse bronchique est généralement hyperémiée et couverte d'un mucus purulent; la partie supérieure du poumon droit est condensée et carnifiée; le sommet gauche est œdémateux et renferme un seul tubercule crétacé.

Réflexions. — On ne peut pas affirmer, dans ce cas, qu'il y ait eu obstacle au cours de la bile par la présence des lombrics dans les canaux excréteurs, puisqu'il n'y a jamais eu d'ictère; mais il est certain que ces entozoaires ont agi comme corps étrangers, en amenant une inflammation des voies biliaires qui ne s'est pas limitée seulement autour des ascarides, mais qui s'est étendue au loin, a dépassé la limite de leurs parois, et a envahi en certains points le parenchyme hépatique lui-même. Cette observation nous présente, en outre, un exemple remarquable de l'ouverture d'un abcès du foie dans les bronches après avoir perforé le diaphragme, la plèvre et le poumon, et avoir occasionné un pneumothorax.

OBSERVATION XII.

Hydatides et abcès multiples du foie, plusieurs de ces abcès s'ouvrent dans les bronches du poumon droit. (Observation communiquée par notre collègue et ami M. Ducastel.)

Le 23 décembre 1868, entrait à l'hôpital Saint-Antoine, salle Saint-Lazare, service de M. le Dr Bucquoy, le nommé Delassalle (Auguste), âgé de 27 ans. D'une bonne santé antérieure, avouant des antécédents alcooliques, il déclarait être souffrant depuis le commencement du mois de décembre ; cinq jours avant son entrée, il avait ressenti dans le côté droit une vive douleur bientôt suivie d'un ictère de médiocre intensité.

Le 1er janvier. La douleur de côté avait disparu, la teinte ictérique était très-faible, l'appétit revenait. La matité hépatique s'étendait de la quatrième côte à l'ombilic; la surface du foie semblait inégale, douloureuse; pas d'ascite.

Le 3. Douleur dans le côté. L'examen de la poitrine donnait les résultats suivants : en arrière à droite, matité remontant à deux travers de doigt au-dessous de l'épine de l'omoplate, souffle, toux et voix pleurétiques, absence de vibrations thoraciques; en avant à droite, bruit de Skoda, respiration supplémentaire. Du côté gauche, il y avait quelques râles humides à la base.

Aux deux sommets la respiration était pure.

Cette pleurésie était résolue à la fin du mois de janvier.

Pendant ce temps, le malade s'était affaibli, l'appétit était languissant; la diarrhée se montrait fréquemment; on voyait apparaître le soir de légers mouvements fébriles.

Du côté du foie, la matité ne descendait plus que fort peu au-dessous des côtes; on pouvait, à ce niveau, sentir un rebord que l'on prit pour le bord antérieur du foie; la circulation supplémentaire se développait; le côté droit était toujours douloureux; l'ictère avait disparu.

Le 29. Le malade eut une épistaxis.

Le 5 février. Il fut pris de violents accès de toux et expectora une grande quantité de matière muco-purulente. Il y avait de gros râles humides vers les parties inférieures du poumon droit, le sommet présentait une respiration normale. Du côté gauche, on trouvait quelques râles de même nature, mais bien moins abondants.

Aux râles sous-crépitants de la base du poumon droit vint se joindre, les jours suivants, un souffle tubaire, qui disparut bientôt ne laissant plus entendre que les premiers râles.

Ce souffle tubaire se montra plusieurs fois avant la fin de la maladie, et toujours d'une façon passagère.

Du côté gauche, on ne constata jamais que des râles sous-crépitants ayant leur maximum vers le milieu du poumon.

L'expectoration persista avec les mêmes caractères et en grande abondance. Jamais on n'y trouva de crochets.

L'état du foie restait toujours le même; le malade s'affaiblissait graduellement, l'appétit était complétement perdu ; il y avait de la diarrhée, des mouvements fébriles le soir. Enfin, le 7 mars, le malade mourut épuisé.

Autopsie.— L'autopsie, faite quarante heures après la mort, laissa voir les désordres suivants :

Le foie est augmenté de volume, son diamètre transversal est de 30 centimètres, sa face supérieure adhère à la base du poumon droit et descend assez bas dans l'abdomen, mais sa partie inférieure est recouverte par des anses intestinales, ce qui explique l'absence de matité constatée pendant la vie. Sur cette face, on voit faire saillie une tumeur hydatique de 7 centimètres de largeur sur 4 centimètres de hauteur, plus rapprochée du bord gauche du foie que de son bord droit. Cette tumeur ne présente rien de particulier; elle ne participe pas à l'inflammation que l'on rencontre dans d'autres parties du foie.

Des coupes pratiquées dans l'épaisseur du foie font découvrir un nombre assez considérable de cavités arrondies, la plupart du volume d'une noisette.

L'examen *micrographique,* fait avec beaucoup de soin par mon collègue et ami M. Quinquaud, permet de constater ce qui suit : les petites poches renferment une matière jaunâtre constituée par des cellules épithéliales cylindriques, des granulations pigmentaires de la bile, des cristaux rhomboédriques de matière colorante biliaire, quelques rares leucocytes (certains foyers n'en contiennent point), et des granulations graisseuses. Leur membrane d'enveloppe paraît formée par la paroi des radicules biliaires. D'autres cavités d'un moyen volume n'ont pas le plus souvent de membrane d'enveloppe, et la matière purulente est au contact du parenchyme hépatique; on y trouve de la graisse, des leucocytes et de la matière colorante de la bile. Enfin d'autres plus volumineuses, jusqu'à contenir un œuf de pigeon, renferment du pus; elles sont limitées par une membrane assez épaisse, où l'on trouve des éléments embryonnaires nombreux.

Aucune trace d'échinocoques; ces cavités occupent la partie supérieure du foie, et principalement le côté droit; quelques-unes d'entre elles communiquent avec le poumon, et l'on peut, en pressant sur elles, faire refluer dans le poumon le liquide qu'elles renferment.

Les canaux biliaires sont dilatés et contiennent des accumulations de matière biliaire (cristaux, granulations pigmentaires, cellules épithéliales cylindriques).

Dans la branche droite d'origine du canal hépatique s'ouvre une poche à grand axe transversal, à parois fibreuses et résistantes. Elle a le volume d'un œuf de pigeon et s'étend au-dessus de la branche gauche d'origine du canal hépatique; elle ne renferme que des éléments de la bile. Les canaux cystique, hépatique et cholédoque, la vésicule biliaire ne présentent rien de particulier; le foie est légèrement cirrhotique.

Le poumon droit adhère au diaphragme et par lui au foie; une perforation du diaphragme et du poumon fait communiquer plusieurs abcès hépatiques avec les bronches dilatées et remplies de matière muco-purulente. On a pu suivre le trajet de communication des bronches jusque dans les abcès. On remarque aussi quelques points de pneumonie lobulaire. Pas d'excavation pulmonaire, ni de tubercules. Le poids du foie et du poumon droit réunis s'élevait à 2,700 grammes. Les autres organes ne présentaient rien de remarquable.

Réflexions. — D'après les symptômes observés, il est évident que le kyste hydatique du foie a existé longtemps avant le développement dans cet organe des poches purulentes nombreuses qu'il renferme. L'ictère, qui a été l'un des premiers signes de la maladie, doit faire penser à une compression d'un gros canal biliaire, et cependant, à l'autopsie, nous ne trouvons aucune trace d'occlusion des voies biliaires : cette obstruction, dont l'existence ne fait aucun doute pour nous, n'aurait-elle pas été produite par la compression de la branche droite d'origine du canal hépatique par cette poche oblongue qui a été trouvée remplie de bile et communiquant avec l'intérieur de ce conduit? Cette poche ne serait-elle pas elle-même constituée par un kyste hydatique enflammé, ouvert dans le canal hépatique après avoir contracté des adhérences avec lui? Il nous semble que cette opinion pourrait être défendue. A la suite de la rétention biliaire, l'angiocholite consécutive aurait entraîné la formation des poches et abcès du foie, dont quelques-uns, après avoir déterminé des adhérences du foie avec le diaphragme et le poumon droit, se sont ouverts dans les bronches.

Enfin on a assez souvent l'occasion d'observer des traces de phlegmasie récente ou ancienne de la séreuse péritonéale, surtout au voisinage des foyers hépatiques, des épaississements du péritoine, des adhérences du foie avec les organes voisins, tels que le diaphragme, l'estomac, le duodénum, le côlon.

Si nous jetons un coup d'œil général sur le développement, sur le *processus pathologique* de cette lésion, nous voyons que, sous une influence variable, il se développe une inflammation des ramuscules biliaires; si le malade succombe à ce moment, on constate, à l'autopsie, les lésions de l'angiocholite; mais, si la maladie se prolonge, alors surviennent des dilatations formant des cavités, en général multiples, de petites dimensions, à contenu muco-biliaire, avec des teintes diverses. Le malade peut succomber à cette période; il est alors impossible de retrouver de véritable pus dans ces poches.

Supposons que l'évolution continue : la suppuration s'établit, les parois s'amincissent, et bientôt le contenu inflammatoire se met en contact avec le parenchyme, et, si la vie se prolonge, l'abcès peut grandir, mais en même temps il s'enkyste ou bien tend à s'ouvrir dans les diverses directions que nous avons indiquées.

Nous pouvons donc diviser le développement de cette lésion en quatre périodes : la première correspond à l'inflammation des voies biliaires; la deuxième, aux petits foyers, où le mucus est mélangé avec la bile; la troisième, aux foyers purulents moyens; enfin, la quatrième et dernière, aux foyers de grande dimension, avec ou sans enkystement, foyers qui tendent à s'ouvrir à l'extérieur du parenchyme hépatique.

Il est encore un autre point qui doit attirer notre attention.

Quel est le mode de production de ces abcès ? Suivant Frerichs (et il en a constaté plusieurs faits), ce serait à des ulcérations de la muqueuse des voies biliaires qu'il faudrait rapporter le développement de ces foyers.

Dans deux de nos observations nous n'avons pu constater ces ulcérations, bien qu'elles aient été recherchées avec soin. Nous avons vu que la poche se forme dans les dernières voies, là où les parois, peu résistantes normalement, s'amincissent de plus en plus ; mais on peut fort bien admettre que les foyers purulents se forment dans le parenchyme du foie sans qu'il y ait forcément destruction préalable de la paroi des canalicules.

ÉTIOLOGIE.

Les foyers multiples du foie, que nous étudions, sont toujours consécutifs à l'angiocholite et s'observent principalement, comme cette dernière affection, dans l'âge adulte, à l'époque où nous voyons se développer les concrétions calculeuses qui en sont bien certainement la cause la plus fréquente.

Celles-ci, en effet, en obstruant les voies biliaires d'une façon plus ou moins complète, amènent souvent la stase et la rétention de la bile ainsi que l'angiocholite : conditions qui, dans le plus grand nombre des cas, paraissent nécessaires pour déterminer le développement des foyers purulents.

Toutefois, la formation des foyers hépatiques dépendant des voies biliaires n'a lieu qu'autant que l'occlusion persiste un certain temps; l'obstruction passagère et incomplète ne suffit pas à elle seule pour amener la dilatation des canaux intra-hépatiques et déterminer dans l'épaisseur du foie le développement des abcès.

On observe rarement la lésion qui nous occupe à la suite de ces exsudats muqueux ou inflammatoires, qui seraient produits par le catarrhe simple ou l'inflammation aiguë des voies biliaires. L'angiocholite seule, idiopathique, est une cause peu fréquente de la formation de foyers purulents développés, soit dans l'intérieur des canalicules dilatés, soit aux dépens du parenchyme hépatique. En d'autres termes, l'angiocholite aiguë, non compliquée de stase biliaire, amène peu souvent la dilatation des conduits, et cette inflammation s'étend rarement au tissu propre du foie. C'est du moins ce qui semble résulter de nos recherches et des observations que nous avons pu réunir.

Il n'est pas besoin de dire que, dans ces cas d'ictère passager rapporté par les auteurs à un spasme du canal cholédoque, on n'a jamais observé le développement de collections purulentes en rapport avec les voies biliaires. Nous croyons qu'il en est de même des congestions ou phlegmasies du foie, et de la cirrhose hépatique, et que ces causes sont insuffisantes pour produire l'état morbide qui nous occupe.

Un obstacle au cours de la bile, accompagné d'angiocholite, nous semble donc la cause la plus fréquente qui préside au développement des abcès. Quelques faits cependant semblent, au premier abord, contraires à cette manière de voir : dans certaines autopsies, en effet, on ne trouve pas le point de départ de l'obstruction des voies biliaires. Mais quelquefois cette contradiction n'est qu'apparente : on peut s'assurer, par un examen attentif, qu'un corps étranger (calcul, lombric, etc.) a dû déterminer la stase de la bile et l'angiocholite consécutive : car alors il existe une dilatation plus ou moins considérable des conduits hépatique et cholédoque, ce qui indique le plus souvent que l'obstacle, après avoir élargi et traversé ces canaux, a fini par tomber et se perdre dans l'intestin. L'observation suivante, que nous empruntons à la clinique de M. le professeur Ch. Schützenberger, est un exemple d'obstacle antérieur, point de départ des accidents et de la dilatation des conduits, et qui avait disparu lors de l'autopsie.

OBSERVATION XIII.

Calculs biliaires. — Hépatite suppurative. — Abcès du foie; par le professeur Ch. Schutzenberger (1).

Barbe Wolff, 58 ans, laveuse, d'une bonne constitution, mère de onze enfants, s'est toujours bien portée, sauf une atteinte de choléra au mois d'août 1855. Promptement rétablie, son état de santé habituel n'a pas été troublé jusqu'au mois d'octobre 1855.

Le 3 de ce mois, sans cause connue, douleurs vives à l'épigastre et dans l'hypochondre droit, ictère avec selles décolorées et urines foncées. Les douleurs sont intermittentes, sans fièvre, mais très-aiguës et quelquefois accompagnées de nausées et de vomissements; crampes dans la jambe gauche au moment des douleurs. La malade dit n'avoir pas rendu de calculs biliaires. Après plusieurs alternatives de mieux et de rechutes douloureuses, la malade entre à la Clinique le 12 octobre, et on constate ce qui suit :

1° Ictère général, urines foncées en couleur, devenant vertes par l'addition de l'acide nitrique, selles décolorées.

2° Douleurs spontanées dans la région épigastrique et dans l'hypochondre droit; pression très-pénible et provoquant des élancements douloureux.

3° Augmentation notable du volume du foie qui dépasse le rebord des fausses côtes de deux travers de doigt.

4° Point de fièvre, inappétence, peu de soif.

Prescription. Huit sangsues à l'épigastre, un bain, eau de Vichy pour boisson; friction mercurielle avec 4 grammes d'onguent.

Les jours suivants, ce traitement est continué; les douleurs sont moins vives; l'ictère disparaît, et tout semble annoncer une amélioration progressive, quand tout à coup, malgré la continuation de la médication antiphlogistique, le 7 novembre, vers une heure de l'après-midi, les douleurs reparaissent avec une intensité extraordinaire; elles commencent par une sensation de brûlure à droite de la région épigastrique et s'irradient sous forme d'élancements

(1) Compte rendu et résumé de la clinique médicale, in Gazette médicale de Strasbourg, 1856, p. 224.

dans la profondeur de l'hypochondre droit; en même temps vomissements, selles diarrhéiques bilieuses, chaleur, fréquence du pouls, soif. Physionomie anxieuse, mais pas d'ictère; la face est pâle, jaunâtre, mais sans teinte bilieuse marquée. L'hypochondre droit est très-douloureux, le foie volumineux, dépassant le rebord des côtes de trois travers de doigt.

Sous l'influence d'émissions sanguines locales répétées, de cataplasmes, de bains, de l'eau de Vichy, les accidents disparaissent de nouveau.

Le 10. La malade paraît être convalescente ; toute douleur a disparu, et le foie ne dépasse plus le rebord des côtes.

Le 15. Retour de douleurs aiguës qui durent peu et cèdent à une application de ventouses.

Le 24. Nouvelle exacerbation douloureuse avec vomissements et fièvre.

Deux nouvelles applications de sangsues, mélange de Durande (2 d'éther pour 1 d'essence de térébenthine), une cuillerée matin et soir.

Une amélioration progressive se maintient pendant près de quinze jours, puis les accidents reparaissent de nouveau et deviennent après quelques rémissions de plus en plus intenses. La médication antiphlogistique triomphe de nouveau, et, se croyant guérie, la malade sort de l'hôpital le 3 janvier.

Dès le 12 janvier, les douleurs et les vomissements reparaissent sans ictère, et le 18, la malade rentre à la Clinique, offrant les mêmes symptômes qu'antérieurement. La médication antiphlogistique pendant les exacerbations inflammatoires, dans l'intervalle, l'usage du mélange de Durande et de l'eau de quassia à la dose de quatre cuillerées par jour ne préviennent pas le retour des accidents.

L'hiver se passe dans des alternatives de mieux et d'exacerbations douloureuses intermittentes. Pendant cette période de la maladie, les forces ont progressivement diminué, il est survenu un amaigrissement notable.

Au commencement de mars, les accidents deviennent plus graves; aux symptômes précédemment décrits viennent s'ajouter des accès irréguliers de fièvre intense, caractérisés par des frissons violents répétés, suivis de chaleur, de transpiration. Nausées, vomissements fréquents, inappétence complète; douleur permanente dans région du foie. Affaissement progressif, éta comateux.

Mort le 30 mars.

Autopsie. — Le foie dépasse le rebord des fausses côtes droites de quatre travers de doigt et occupe la région épigastrique. Son bord inférieur est plus épais, plus arrondi qu'à l'état normal. La surface convexe, au lieu d'être lisse, est mamelonnée, légèrement lobulée. L'enveloppe du foie est épaissie, lactescente. La partie antérieure du lobe droit, ainsi que la partie supérieure convexe présente, dans l'étendue de dix centimètres de diamètre, une poche fluctuante.

Cette poche incisée, on constate l'existence d'un énorme abcès creusé dans l'épaisseur du lobe droit. Le pus contenu dans la poche est crémeux, jaune verdâtre, mêlé d'une certaine quantité de sang noir. Les parois sont constituées, en avant, par une couche très-mince de tissu hépatique de 2 millimètres d'épaisseur et par l'enveloppe séreuse épaissie, mais sans adhérences ni avec les côtes, ni avec le diaphragme; en arrière, les parois du foyer purulent sont constituées par le tissu hépatique, un peu plus pâle et plus dur qu'à l'état normal.

Une membrane de nouvelle formation pyogénique, de 1 millimètre d'épaisseur, revêt toute la face interne du foyer; cette membrane est d'une couleur jaune paille, qui tranche très-nettement sur la teinte brunâtre du tissu hépatique.

Le canal cholédoque, jusqu'à son insertion dans le duodénum, est dilaté et mesure 2 centimètres de diamètre.

Au delà de l'embouchure du canal cystique, de la réunion du canal hépatique et du canal cholédoque, se trouve un calcul arrondi, de la grosseur d'une noisette. Ce calcul est mobile et laisse entre les parois un espace qui permet le passage de la bile dans le canal cholédoque.

Le canal cystique dilaté contient du mucus; la vésicule du fiel, revenue sur elle-même, ne contient que quelques petits calculs à facettes.

Le canal hépatique et ses divisions sont considérablement dilatés. En suivant la branche du canal qui se dirige vers l'abcès, on la trouve dilatée dans toute son étendue jusque dans l'abcès même dans lequel cette branche s'abouche librement. La cavité de cette branche contient une matière granuleuse purulente, mêlée à la bile. Les autres divisions du canal hépatique contiennent de la bile.

La substance du foie est plus jaune verdâtre qu'à l'état normal, mais sans altération apparente. La muqueuse duodénale est hyperhémiée, tomenteuse, enflammée. Les autres organes sont sains.

Réflexions. — La cause première des accidents doit être incontestablement attribuée à des calculs biliaires. La dilatation considérable de la portion du canal cholédoque, au-dessous du calcul engagé au point de bifurcation, semble indiquer que cette portion du canal a déjà antérieurement livré passage à un calcul assez volumineux. Ce fait s'est sans doute produit à l'époque où la malade a éprouvé les premiers accès douloureux avec ictère.

Plus tard, un second calcul, moins volumineux, a franchi le canal et a déterminé la nouvelle série d'accidents révélés par les symptômes; ce calcul n'obturant pas complétement le canal cholédoque, la bile pouvait fluer dans l'intestin, d'où absence de l'ictère après la première rechute.

L'inflammation chronique de l'appareil excréteur, entretenue par la présence du corps étranger, a fini par produire une hépatite suppurée à laquelle nous rapportons la dernière série de symptômes observés pendant le mois de mars : les frissons répétés, la fièvre, les nausées, les vomissements, la prostration profonde, l'épuisement et enfin la mort. Ces signes suffisaient parfaitement pour ne laisser aucun doute sur la terminaison par suppuration, mais aucun symptôme extérieur n'était venu révéler la situation de l'abcès hépatique, et il n'était pas possible alors d'intervenir d'une façon bien efficace.

Il est des cas peu nombreux, il est vrai, où l'on ne constate aucune cause d'obstruction, pas de traces de calculs, ni d'autres corps étrangers, et cependant il existe des abcès du foie coïncidant avec une dilatation des conduits intra-hépatiques, qui sont remplis de matière muco-biliaire ; mais, en général, ces lésions durent depuis longtemps et l'inflammation chronique des canaux biliaires paraît jouer un grand rôle dans la production de ces cavités.

Quoique, dans les observations que nous avons eues sous les yeux, nous n'ayions trouvé qu'un nombre restreint de causes d'occlusion des canaux biliaires, ayant amené le développement des foyers hépatiques, nous admettons volontiers que toutes les circonstances étiologiques capables de déterminer une obstruction prolongée des voies biliaires, sont susceptibles, dans certaines conditions cependant, d'occasionner la formation des abcès.

Etudier l'étiologie de cette lésion revient donc à faire l'étude des causes de la rétention biliaire avec inflammation des canaux de la bile ; il faudra aussi rechercher les causes de l'angiocholite chronique, qui, dans quelques cas, paraît présider au développement de cette altération. Nous ne doutons pas que l'attention étant attirée sur cette lésion, des observations nouvelles ne viennent, dans un temps plus ou moins éloigné, démontrer l'exactitude de cette pathogénie.

Ces causes peuvent être divisées en trois groupes, suivant qu'elles siégent en dehors des conduits biliaires, dans l'épaisseur de leurs parois ou dans leur intérieur : telle est la classification que nous adopterons.

Faisons remarquer de suite que les altérations anatomiques, pour amener la rétention de la bile, doivent être situées sur le trajet du conduit hépatique, et de ses divisions, ou sur celui du canal cholédoque. Les lésions qui siégent exclusivement dans le canal cystique ou dans la vésicule ne peuvent empêcher l'excrétion de la bile dans l'intestin, à moins cependant qu'elles n'agissent par compression sur le canal cholédoque comme on peut le remarquer dans l'observation 14.

1° Le premier groupe comprend les obstacles au cours de la bile qui compriment un ou plusieurs des gros conduits excréteurs et que, pour cette raison, l'on pourrait désigner sous le nom de causes extrinsèques. Celles que l'on a déjà observées sont : les tumeurs ganglionnaires simples, tuberculeuses (obs. 4) ou cancéreuses, le cancer de la vésicule biliaire, les kystes hydatiques du foie (obs. 12, 19).

L'observation suivante montre bien quel a été, dans ce cas, le mode d'action du cancer de la vésicule sur la production de la stase biliaire et des abcès consécutifs.

OBSERVATION XIV.

Hépatite avec dilatation des canaux biliaires, consécutive à une atrésie du canal cholédoque par une tumeur cancéreuse; par M. Frarier (1).

Sabary (Pauline), 70 ans, travaillant depuis l'âge de 16 ans dans une manufacture de tabac, est entrée le 16 janvier 1866, à l'hôpital de la Pitié, salle Saint-Charles, n. 32, service de M. le Dr Bernutz.

Elle est habituellement d'une excellente santé; elle n'a jamais fait d'autre maladie sérieuse que celle qui l'amène à l'hôpital. Les renseignements, au point de vue de l'hérédité, font défaut.

L'ictère intense qu'elle présente à son entrée ne date que de quinze jours, et c'est la première fois qu'elle en est affectée.

Depuis six semaines à deux mois environ, elle avait perdu l'appétit; ses fonctions digestives étaient languissantes. Sujette à des

(1) Bulletins de la Société anatomique, 1866, p. 56.

pesanteurs et un peu de douleur à l'épigastre, à de la constipation, elle n'a jamais eu de vomissements d'aucune sorte.

Depuis l'existence de la jaunisse, qui s'est développée sans cause appréciable à elle connue, cette femme se trouve beaucoup plus souffrante; ses digestions sont plus pénibles et plus lentes encore; son appétit tout à fait nul; elle ne vomit pas. Elle accuse en outre une vive douleur à la région épigastrique et dans l'hypochondre droit, que la pression exaspère beaucoup. La palpation du ventre fait reconnaître la présence d'une tumeur assez régulière, débordant les fausses côtes droites de trois travers de doigt, et donnant nettement la sensation de la glande hépatique. En un point de cette tumeur correspondant à peu près au niveau de la vésicule biliaire, on sent une tuméfaction assez dure, arrondie, allongée de haut en bas, et saillante au-dessus de la surface de la masse hépatique. La palpation de cette tuméfaction est spécialement douloureuse.

Partout ailleurs on ne perçoit que la surface du foie, assez unie et résistante, sans autre bosselure.

L'ictère était très-foncé, verdâtre et généralisé. Çà et là sur le ventre on rencontre de petits pointillés rouges, de petites hémorrhagies cutanées. Pendant son séjour à l'hôpital, la malade a eu deux fois des selles teintes en noir par des caillots de sang, à la suite de l'administration d'un lavement purgatif; constipée avant ces dernières évacuations, elle avait des selles grises décolorées.

Après le purgatif elle eut toujours des déjections diarrhéiques. Depuis le premier jour jusqu'à sa mort, cette femme présenta un appareil fébrile très-accusé, avec exacerbation le soir. La peau était brûlante, le pouls fréquent et mou. La langue n'a pas cessé d'être couverte d'un enduit blanchâtre avec rougeur sur les bords et à la pointe.

L'affaiblissement s'accrut de jour en jour avec persistance de la jaunisse et de la fièvre. Jamais elle ne présenta de frissons à aucun moment de la journée. Elle s'est ainsi éteinte insensiblement, et assez rapidement, conservant l'intégrité de ses facultés intellectuelles jusqu'au dernier moment.

Elle mourut le 24 janvier à six heures du soir, sans avoir présenté avant sa mort aucun phénomène morbide qui mérite d'être signalé.

Nécropsie, 24 heures après la mort.

Tous les viscères et tous les tissus sont teints en jaune par la matière colorante de la bile. Les poumons, légèrement congestionnés en arrière et en bas; le cœur, assez petit et pas mal graisseux à sa surface, n'offre pas d'altérations valvulaires. Dans l'abdomen, la rate et les reins n'offrent rien d'anormal.

Le foie est volumineux; il déborde les fausses côtes droites de trois à quatre travers de doigts. Il est vivement coloré en jaune et a manifestement un volume plus grand qu'à l'état normal; sa surface est parsemée de petites saillies dont les plus grosses ont le volume d'une petite noisette et les plus petites celui d'une lentille. Ces saillies sont molles, fluctuantes; si on les incise, il s'écoule une sanie verdâtre, assez épaisse; et l'on reconnaît que ces saillies répondent à autant de petites cavités tapissées par une membrane, qu'elles sont creusées dans la glande hépatique et remplies par le liquide verdâtre.

En faisant des coupes dans le tissu du foie, on rencontre une grande quantité de collections du même genre et de différentes dimensions. Au premier abord, ces petites tumeurs pouvaient faire songer à des productions cancéreuses; mais cette idée cessait d'être possible au plus simple examen, et dès qu'on les incisait.

La vésicule biliaire était très-dilatée, comme bilobée, et contenait dans chaque lobe un gros calcul arrondi. En incisant la vésicule, il s'écoula une certaine quantité de liquide séreux blanchâtre avec grumeaux, et les deux lobes de la vésicule communiquaient entre eux par un étroit conduit.

L'orifice du canal cystique est oblitéré complétement; on ne peut le retrouver. Les parois de la vésicule sont hypertrophiées. Au niveau du col de la vésicule, à droite et en arrière, existe une tumeur du volume d'une noix, dure, blanc jaunâtre, criant sous le scalpel.

Le canal cholédoque est oblitéré par compression dans sa partie contiguë à la tumeur.

Au-dessus de cette tumeur, en incisant et suivant les conduits hépatiques jusque dans la profondeur du foie, on constate qu'ils ont subi une énorme dilatation, ainsi que leurs ramifications.

En divers points, si l'on prolonge le plus loin possible l'incision de ces canaux biliaires, on aboutit dans une de ces petites tumeurs liquides dont nous avons donné la description.

L'examen au microscope a montré que ces collections étaient développées : les unes dans l'extrémité renflée des canalicules biliaires, les autres en dehors des parois des canaux de la bile dans le tissu connectif du foie. Il a fait voir aussi (1) que le liquide est du pus mélangé de cellules épithéliales cylindriques analogues à celles des voies biliaires. L'épaississement des conduits est dû à des éléments de nouvelle formation : on y trouve des traînées d'épithélium cylindrique analogue à celui qu'on trouve dans certaines tumeurs cancéreuses.

Lorsqu'on ouvre un de ces abcès, on voit sortir une masse semblable à un bourbillon, et au microscope on voit des débris de trame du foie avec des cellules hépatiques qui ont des dimensions doubles du volume ordinaire; le noyau a aussi augmenté de volume

Le liquide renferme encore des éléments de la bile.

La tumeur de la vésicule biliaire, dont l'examen histologique a été fait par MM. Ranvier et Cornil, était formée par un épithélioma à cellules cylindriques, qui s'était propagé aux ganglions lymphatiques.

Réflexions. — Tout le monde sera d'accord pour admettre que l'hépatite, dans ce cas, est la conséquence de la phlegmasie des radicules biliaires. Mais ici peuvent se poser deux questions : l'angiocholite est-elle le résultat de la propagation de l'inflammation de la vésicule biliaire, qui aurait été provoquée elle-même par les gros calculs contenus dans son intérieur et qui a déterminé l'occlusion du conduit cystique ? ou bien n'est-elle pas plutôt indépendante de la phlegmasie de la vésicule du fiel et n'a-t-elle pas succédé à l'oblitération du canal cholédoque par la tumeur cancéreuse ?

Quelle que soit la valeur des arguments exposés par M. Legroux, (dans son rapport à la Société anatomique) (2) qui penche vers la première explication, nous

(1) Bulletins de la Société anatomique, 1866, p. 7.

(2) Rapport in Bulletins de la Société anatomique, 1866, p. 68.

croyons que l'étude clinique nous autorise à être d'un avis toutcontraire et à admettre que l'oblitération du canal excréteur est l'unique cause de la stase biliaire qui aurait déterminé le développement de l'angiocholite des radicules hépatiques, et la formation des abcès rencontrés dans le foie. En effet, les phénomènes douloureux et dyspeptiques, parus deux mois avant l'ictère, peuvent être rattachés à l'inflammation calculeuse de la vésicule et ce n'est que trois semaines avant la mort qu'avec l'ictère et même un peu après lui, s'est montré un appareil fébrile très-accusé avec exacerbation le soir, indice certain de la phlegmasie des radicules biliaires et de l'hépatite concomitante.

Nous rapprocherons volontiers de ces causes déjà constatées diverses circonstances étiologiques agissant de la même manière et qui pourraient, dans certaines conditions, donner lieu à la production d'abcès. Telles sont les tumeurs de la deuxième portion du duodénum, surtout celles de la tête du pancréas, le cancer du pylore, l'anévrysme de l'artère hépatique (Stokes).

On doit encore ranger dans cette classe les productions accidentelles, dépendant du foie lui-même, qui, en faisant saillie, soit à l'intérieur, soit à l'extérieur de l'organe hépatique, compriment un ou plusieurs des canaux biliaires; tels sont les kystes hydatiques (obs 19.), le cancer du foie et, dans certains cas plus rares, les collections purulentes consécutives à l'hépatite.

Des adhérences vicieuses des conduits biliaires extra-hépatiques aux organes voisins, des inflexions pathologiques, produites par un travail inflammatoire antérieur dans le péritoine, peuvent gêner et entraver la circulation de la bile. On a vu des brides fibreuses étrangler le canal cholédoque à la façon d'un lien constricteur et amener une stase et une rétention biliaires considérables (Bérard, Frerichs).

2° Diverses altérations matérielles des conduits biliaires, telles que les dégénérescences et notamment le cancer, une hypergénèse conjonctive peuvent amener une rétention de longue durée ; celle-ci s'observe surtout quand la lésion siége au niveau de l'ampoule de Water, portion la moins dilatable des voies biliaires (Cruveilhier).

L'accolement des parois des conduits excréteurs consécutif à l'angiocholite primitive ou secondaire les convertit quelquefois en cordons fibreux, sans aucune cavité intérieure et les rend imperméables. Andral a observé un fait de ce genre.

L'invagination du canal cholédoque peut de même être suivie de stase biliaire (Meckreen, Lebert).

3° L'occlusion, dont la cause réside à l'intérieur des voies biliaires elles-mêmes, est de beaucoup la plus fréquente : elle est produite le plus souvent par des calculs, d'un volume plus ou moins considérable, arrêtés dans le conduit hépatique ou dans le canal cholédoque.

Les faits se rapportant à ce genre de causes sont très-nombreux ; dans nos observations 2, 3, 7, 8, 13, 15, 16, 18, on peut remarquer que l'obstacle au cours de la bile est constitué par des calculs siégeant soit dans le canal cholédoque, soit dans le conduit hépatique. Par contre, la présence de calculs ou de toute autre production morbide, ainsi que nous l'avons déjà dit, dans la vésicule ou le conduit cystique n'est pas une cause de rétention biliaire, tant que le corps étranger, qui sert d'obstacle, ne pénètre pas dans le canal cholédoque ou dans le canal hépatique.

OBSERVATION XV.

Oblitération du canal cholédoque par un calcul. — Abcès multiples du foie. Péritonite partielle; par M. Mazet (1).

Une femme aliénée, 45 ans environ, était à la Salpêtrière, service de M. Mitivié. Elle avait éprouvé des symptômes de péritonite partielle avec ictère, que nous n'avions pu observer que pendant cinq ou six jours.

A l'autopsie, la partie du péritoine environnant le foie présentait des traces d'inflammation; mais c'était le foie lui-même qui offrait les lésions les plus intéressantes. Cet organe présentait un piqueté rouge très-marqué en plusieurs points de sa surface; on y voyait aussi de petites plaques blanchâtres, un peu saillantes, et dont la section faisait reconnaître autant de petits abcès. Les plus grands avaient le volume d'une noisette. Le pus qu'ils contenaient était d'un blanc jaunâtre, un peu séreux, dans quelques-uns seulement blanc et crémeux. Quand on faisait des coupes dans le foie, on voyait en beaucoup d'endroits, et surtout dans les parties les plus superficielles, de petits points purulents, mais où le pus était à l'état concret. Les abcès les plus volumineux se trouvaient particulièrement au niveau du bord antérieur du foie, et la plupart étaient superficiels. Sur presque toute sa face supérieure, on voyait de petites stries blanches que la dissection fit reconnaître pour des radicules des conduits biliaires, plus dilatées que d'habitude, et dans lesquelles on trouvait des gouttelettes de pus. Outre les foyers purulents, il y avait plusieurs petits noyaux d'induration, dont le plus gros avait à peu près le volume d'un pois; ces noyaux étaient probablement de matière calculeuse, car on ne pouvait que difficilement les couper avec le bistouri.

La dissection de plusieurs de ces abcès fit voir que quelques-uns ne paraissaient pas avoir de communication avec les conduits bi-

(1) Bulletins de la Société anatomique, 1840, p. 154.

liaires, tandis que les autres n'étaient que ces conduits dilatés par le pus.

Enfin la partie inférieure du canal cholédoque était obstruée par un calcul de forme allongée et arrondie aux extrémités, qui pouvait avoir de 2 à 3 centimètres de longueur sur 1 centimètre d'épaisseur. La vésicule biliaire, médiocrement distendue, avait sa muqueuse détruite en plusieurs points.

OBSERVATION XVI.

Suppuration des voies biliaires avec accès de fièvre intermittente symptomatique; par M. Benni, externe des hôpitaux (1).

Une femme de 70 ans, entrée à l'infirmerie de la Salpêtrière, salle Saint-Paul, n° 5, service de M. Charcot, présentait une ancienne hémiplégie du côté droit; en outre, elle était atteinte d'accès de fièvre, caractérisés par des frissons violents, survenus irrégulièrement (tous les dix ou quinze jours). Elle n'a eu jusqu'ici que quatre ou cinq accès, dont un ou deux d'une violence extrême.

On remarque sur tout son corps une teinte légèrement ictérique.

Le 28 mai, elle fut prise subitement, vers trois heures du matin, d'un nouveau frisson, et, à la visite, on lui trouve le membre inférieur gauche, à partir du genou, très-froid, blanc, avec des marbrures violettes. C'est dans cet état que le même jour la malade succomba.

Autopsie faite le lendemain.

Dans l'encéphale, il existe un ramollissement dans le lobe frontal gauche.

L'artère poplitée renferme un caillot évidemment autochthone, blanc, constitué par de la fibrine en voie de régression.

On trouve un calcul de la grosseur d'un haricot, engagé à l'embouchure du canal cholédoque, tout près de l'ampoule de Water. Ce canal, ainsi que le conduit cystique, est très-distendu. La vésicule biliaire contient une bile épaisse avec de très-petits graviers. Tout le système intra-hépatique des ramifications biliaires est très-distendu par de la bile qui paraît normale; il n'y a pas de pus; mais, dans l'épaisseur du foie, existent une dizaine de petits foyers, limités par une membrane molle, et remplis par un liquide qui ressemble à du muco-pus verdâtre.

(1) Bulletins de la Société anatomique, 1867, p. 410.

Au microscope, ce liquide paraît contenir :

1° Beaucoup de graisse;

2° Des noyaux ressemblant aux leucocytes noyaux;

3° Des granulations jaunes, analogues à celles de la bile.

On n'y voit point de globules de pus, ni de leucocytes cellules.

Une exploration minutieuse n'a permis de constater aucun pertuis qui aurait fait communiquer ces cavités avec des canaux biliaires. Mais, sur toutes les coupes, on voit, à 1 millimètre environ du foyer, un canal biliaire assez volumineux. La membrane tomenteuse du foyer paraît être tout à fait close.

Réflexions.— Malgré le titre donné à cette observation par son auteur : *suppuration des voies biliaires*, nous ferons remarquer que la seule lésion du système biliaire est sa distension par la stase de la bile, causée par un calcul à l'entrée du canal cholédoque. On n'a pas noté d'altération, ni des parois, ni du contenu des conduits.

Les faits analogues permettent de croire que les petits foyers, observés dans l'épaisseur du foie, sont consécutifs à l'inflammation des radicules biliaires; mais l'examen le plus consciencieux n'a pu, dans ce cas, montrer quel degré de connexion peut exister entre ces foyers et les ramifications biliaires.

Du reste, M. Benni fait observer que M. Charcot, qui a diagnostiqué l'affection des voies biliaires pendant la vie, est porté à croire que ces petits foyers sont produits par une inflammation locale, provoquée par l'épanchement de la bile, consécutif à la rupture d'un ou de plusieurs canalicules biliaires, et que c'est à ce dernier phénomène que doivent être rapportés les grands accès de frisson que cette malade a présentés.

Dans quelques circonstances, assez rares du reste,

des concrétions calculeuses, disposées sous forme de tubes creux et ramifiés, remplissent incomplétement le calibre d'un certain nombre de conduits biliaires et, par leur présence, peuvent contribuer à déterminer une angiocholite avec toutes ses conséquences.

Mais ici on pourrait discuter la question de savoir si ces calculs tubuleux sont cause ou conséquence de l'inflammation des voies biliaires (voir obs. 9).

Les graviers eux-mêmes, par leur accumulation dans les canalicules, peuvent engendrer leur inflammation et les foyers consécutifs. C'est ce que nous avons pu constater dans les observations 6 et 1.

Les lombrics qui de l'intestin passent dans les voies biliaires sont parfois aussi la cause des foyers purulents hépatiques,

Nous avons déjà dit que nous ne voulons pas nous occuper de ceux de ces abcès qui sont dus à l'inflammation locale, circonscrite, produite par la présence, soit des lombrics, soit des calculs ; mais, les lombrics ainsi que les calculs peuvent en outre amener l'occlusion des conduits excréteurs, et par suite, le développement d'abcès ainsi qu'on peut le voir dans les observations 11 et 17.

OBSERVATION XVII.

Occlusion des canaux cystique et cholédoque par un lombric. — Abcès multiples du foie : l'un d'eux, plus volumineux, renfermant un lombric, s'est ouvert dans l'intestin; par M. Mattéi, à Bastia (Corse) (1).

Mezzana, 52 ans, journalier, d'un tempérament bilioso-nerveux, n'ayant jamais eu de maladies, si ce n'est un peu d'asthme, fut pris subitement d'ictère, sans cause appréciable. Quelques jours

(1) In Revue méd.-chir. 1855, t. XVII, p. 311.

après apparut une légère douleur dans la région hépatique; en même temps, anorexie, prostration et même un peu de fièvre. Les jours suivants, la douleur hépatique augmenta ainsi que l'ictère et la fièvre; on applique alors 3 ventouses scarifiées sur le point douloureux, et l'on combat la constipation par 4 gram. de magnésie calcinée additionnée de rhubarbe 0 gr. 50.

Bientôt la douleur fut limitée à l'épigastre; la fièvre prit un caractère spécial : les moindres aliments, même une simple tasse de tisane, causaient au bout d'une heure des frissons suivis de chaleur et jamais de sueur; on crut un moment à une fièvre intermittente. Malgré le sulfate de quinine qui fut administré, les frissons fébriles persistèrent sans aucun amendement. Sous l'influence d'un vésicatoire à l'épigastre, de cataplasmes de farine de graine de lin tenus en permanence sur l'abdomen, et aussi de lavements émollients, il y eut un peu de mieux : la douleur épigastrique avait diminué, mais sans disparaître.

Le malade, se fiant à cette amélioration, commit des écarts de de régime : il y eut du hoquet, la langue devint rouge et sèche, la douleur s'étendit jusque dans les deux hypochondres. On appliqua un vésicatoire sur chacune de ces régions, et on donna 1 décigramme de calomel, trois fois le jour. Amélioration évidente, la fièvre cesse complétement. Au bout de quatre jours, les hypochondres étaient moins sensibles, les urines moins foncées, la peau moins jaune; mais la douleur et une sorte d'empâtement persistaient à l'épigastre.

Le malade était dans cet état, lorsqu'une nuit il se sentit tout à coup oppressé, et le ventre se ballonna immédiatement. Il rendit des selles purulentes, et tout se calma dans l'espace de six heures. On remarqua du pus dans les selles pendant deux jours; en même temps, l'œdème qui s'était montré aux extrémités inférieures disparut rapidement.

Une amélioration passagère succéda à ces accidents. Des lombrics furent rendus avec les fèces, mais l'anasarque reparut bientôt.

La suffocation et le ballonnement du ventre revinrent aussi, et dans cet état de faiblesse, le malade, ayant mangé du pain grillé imbibé de vin pur, mourut subitement d'indigestion, après deux mois et demi de maladie.

Autopsie, trente heures après la mort.

Le péritoine renferme environ 2 litres de sérosité, sans flocons purulents; il est épaissi sur la face externe de l'estomac, le diaphragme, le foie et la rate, sans cependant offrir des traces de phlogose récente. Les intestins, distendus par des gaz, contiennent des matières puriformes mêlées aux excréments et plusieurs lombrics.

L'estomac, la rate et les reins, n'offrent aucune lésion bien remarquable.

Le foie est plus volumineux qu'à l'ordinaire ; sa surface est grisâtre, parsemée de saillies jaunes, qui ne sont que de petits abcès purulents. En détachant le foie du diaphragme, on voit le pus jaillir des ligaments suspenseurs, et quand on veut éloigner ce viscère des intestins grêles, on voit qu'il leur est adhérent par sa face concave. Les fausses membranes qui servent de lien sont anciennes, et, en les déchirant lentement, on trouve une ouverture qui fait communiquer l'intestin avec une caverne purulente creusée dans la partie postérieure droite du foie. Cette caverne, considérée à l'état vide, est grosse comme un œuf de poule ; mais elle devait avoir d'autres dimensions à l'état de plénitude. Sa surface interne est garnie de détritus purulents et est entourée d'un cercle de tissu hépatique ramolli. Dans l'intérieur de cette caverne se trouve un ver lombric, qui doit y avoir pénétré depuis peu, car il a le même aspect que ceux de l'intestin. En mettant de nouveau le paquet intestinal en rapport avec le foie, on voit que l'abcès allait s'ouvrir dans l'intestin grêle, un peu au-dessous du duodénum. Cette ouverture, de 1 centimètre de diamètre, a des bords ramollis et déchiquetés.

La vésicule du fiel est énormément distendue ; la bile qu'elle contient est plus jaune et plus claire qu'à l'ordinaire, on dirait même qu'elle renferme du pus ; mais, ce qu'il y a de plus étonnant, c'est de voir dans l'intérieur de la vésicule l'extrémité d'un *ver lombric* dont le restant est renfermé dans les canaux cystique et *cholédoque*. Un incision, pratiquée sur ces conduits sans tirer le lombric, fait voir que ce parasite a complétement franchi l'ouverture intestinale qui lui avait servi d'entrée. Ce ver était mort depuis longtemps, car il était réduit à une pellicule creuse, colorée comme la bile dans laquelle il baignait.

Le *foie*, divisé dans plusieurs sens, offre dans son parenchyme des *abcès* tellement nombreux qu'il y a très-peu de substance saine. Ces abcès contiennent un pus un peu plus foncé que le pus phlegmoneux ordinaire. La grosseur de ces foyers varie de celle d'une tête d'épingle à celle d'une noisette ; ils ne sont pas circonscrits, comme le sont ordinairement les abcès métastatiques, mais ils sont entourés d'une atmosphère inflammatoire de plusieurs millimètres d'épaisseur. La veine cave inférieure et la veine porte sont à l'état normal.

Les autres organes n'offrent que des lésions de peu d'importance.

Au nombre des causes qui résident dans la cavité des conduits, on pourrait peut-être mentionner les hydatides du foie qui, après avoir perforé la paroi, cheminent dans le canal biliaire, le distome hépatique qui, dans un cas rapporté par Biermer, de Berne (1), avait déterminé une oblitération complète du canal cholédoque; mais nous n'avons trouvé aucun fait d'abcès produits par ces dernières causes.

Enfin nous devons signaler des cas où la rétention biliaire et l'angiocholite ont été produites par des brides fibreuses, consécutives à un processus inflammatoire de la muqueuse des voies biliaires. (Frerichs).

SYMPTOMATOLOGIE.

L'étude des symptômes observés dans les cas d'abcès consécutifs à la phlegmasie des voies biliaires est assez complexe : en effet, la lésion dont il s'agit ici ne donne pas toujours lieu aux mêmes phénomènes morbides, elle ne s'accompagne pas constamment des mêmes caractères cliniques et elle est encore, pensons-nous, assez rarement observée pour que l'esprit ne soit pas porté à soupçonner son existence.

Dans le cours de nos recherches, nous avons pu remarquer combien d'erreurs de diagnostic se sont produites au sujet de la cholécystite en général : tantôt on croit à l'existence de cette maladie lorsqu'à

(1) Gazette médicale, 1864.

l'autopsie on n'en trouve pas les altérations anatomiques ; tantôt on ne la soupçonne même pas, parce que l'on ne constate pas un ensemble de symptômes pouvant être un indice de lésion des conduits biliaires, alors que ceux-ci sont évidemment enflammés. Il s'en faut de beaucoup que le diagnostic soit posé fréquemment d'après les données fournies par l'examen du malade ; et le plus souvent ce n'est qu'à l'autopsie qu'on reconnaît la nature et l'étendue des altérations.

Si, comme l'affirment la plupart des auteurs, le diagnostic de l'angiocholite elle-même, simple, non compliquée, ne peut être, en l'état actuel de nos connaissances, porté qu'avec la plus grande réserve, combien devons-nous être encore plus circonspect et plus prudent pour attribuer à une simple conséquence de la phlegmasie des voies biliaires des signes constants, habituels et caractéristiques.

Nous essaierons néanmoins de grouper et de résumer rapidement les symptômes qui se rencontrent le plus communément dans les cas de foyers hépatiques consécutifs à la cholécystite.

Et d'abord, faisons remarquer que cette lésion est toujours accompagnée par les signes de l'angiocholite dont elle est la suite, et qu'on ne peut la reconnaître qu'à un ensemble de phénomènes morbides dont la réunion mettra un observateur attentif sur la voie du diagnostic.

Le *début* de la phlegmasie est ordinairement précédé, pendant un temps indéterminé, d'accidents variables, liés à la cause qui donne naissance à l'angiocholite elle-même.

Ce sont, dans la plupart des cas, dus à la présence

de concrétions calculeuses, des coliques hépatiques dont les accès, quelquefois très-distants les uns des autres, se rapprochent peu à peu et deviennent plus fréquents et plus intenses.

Chez d'autres malades, on observe des troubles divers, soit dans les fonctions du tube digestif, soit du côté du péritoine, du foie lui-même, suivant le siége et la nature de la cause occasionnelle (cancer de l'estomac, du duodénum, des voies biliaires, péritonite avec adhérences, kyste hydatique, tuberculisation abdominale et pulmonaire, etc. Nous ne voulons point insister sur ces symptômes prodromiques dont l'étude n'appartient pas en propre à l'état morbide qui nous occupe.

En général, le premier phénomène par lequel la phlegmasie se manifeste est la *douleur*, accompagnée assez souvent des autres symptômes qui caractérisent la colique hépatique proprement dite. Tantôt elle éclate *brusquement*, tout d'un coup, au milieu des apparences de la santé la plus parfaite, avec une grande intensité : vive, lancinante, arrachant des cris au malade qui s'agite, dont la face est anxieuse, et qui s'accroupit en se pliant en deux, portant ses mains sur le point le plus douloureux dont la pression semble atténuer l'acuité de la douleur ; disons cependant que Monneret affirme avoir observé le contraire. Ce début brusque, rapide, s'accompagnant ordinairement des autres accidents de la colique hépatique, est un indice certain de la présence de calculs dans les voies biliaires. Tantôt la douleur se montre d'abord faible et sourde, puis peu à peu elle acquiert des caractères particuliers; elle devient gravative, comprimante, comparable à la sensation causée par une constriction exercée avec force.

Le *siége de la douleur* n'est pas toujours exactement limité : se montrant le plus fréquemment dans la région hépatique, celle-ci acquiert quelquefois son plus haut degré d'intensité au niveau de la vésicule biliaire ou du hile du foie; mais il existe presque toujours des irradiations douloureuses, soit à l'épigastre, dans l'épaule droite, le cou ou l'occiput; soit plus rarement dans les lombes, le flanc et l'hypochondre gauches, l'hypogastre et les organes génitaux.

La douleur hépatique offre certains *caractères* qui l'ont fait comparer par Monneret aux névralgies. Rarement *permanente* et persistant avec la même intensité pendant toute la durée de la maladie, elle se montre communément d'une façon *intermittente* avec des intervalles plus ou moins longs pendant lesquels elle disparaît complétement, pour reparaître sous forme d'accès qui coïncident avec les paroxysmes fébriles dont nous parlerons tout à l'heure. D'autres fois, elle est *rémittente;* permanente, légère et sourde, elle ne cesse pas entièrement et devient plus aiguë en même temps que s'exaspèrent la plupart des autres symptômes.

Souvent faible, à peine sensible spontanément, la douleur est réveillée par les mouvements du tronc, la toux, les efforts de vomissement; elle est accrue par la plupart des procédés d'exploration du foie, tels que la pression, surtout au niveau des espaces intercostaux de l'hypochondre droit, la palpation au dessous du rebord des fausses côtes et la percussion du foie. Enfin, dans certains cas, la douleur hépatique est presque impossible à reconnaître ; c'est lorsqu'il existe une affection abdominale causale ou coïncidente, qui détermine par elle-même une douleur plus ou moins vive.

Le *volume du foie* subit des modifications qu'il importe de connaître. Ordinairement la percussion et la palpation font constater une augmentation assez prononcée ; cet accroissement de volume peut être général ou partiel, suivant l'étendue de la phlegmasie.

Dans un certain nombre de cas, on a cru observer des alternatives dans l'augmentation et la diminution du volume de la glande hépatique (Monneret) ; ces variations, si tant est qu'elles existent, seraient en harmonie avec les autres symptômes et se rapporteraient aux congestions passagères dont le foie est le siége.

Il est plus facile de comprendre et de noter l'accroissement dans les dimensions de la vésicule biliaire, ce qui est dû à la rétention et à la stase de la bile dans son appareil excréteur en tout ou en partie.

L'*ictère* est un sympôme presque constant, lié à l'obstruction, souvent constatée, des voies biliaires.

La coloration jaune de la peau peut se montrer, comme la colique hépatique qu'elle accompagne ou qu'elle suit, longtemps avant que la phlegmasie ne donne lieu à des symptômes intenses, ou bien au moment où la douleur, l'augmentation de volume du foie et la fièvre se déclarent. Dans le premier cas, l'ictère fait partie des prodromes et accompagne les troubles de la digestion, tels que l'anorexie, la constipation, la dyspepsie.

Précédé par la douleur, les vomissements et les troubles digestifs pendant un temps qui varie de quelques heures à trois ou quatre jours, l'ictère est d'abord caractérisé par la teinte des urines et la coloration légèrement jaunâtre des sclérotiques; bientôt la couleur morbide se manifeste à la surface de la peau. D'un jaune citron au début, l'ictère augmente insensiblement en passant par diverses teintes : jaune plus foncé, vert, et même coloration bistrée.

Comme les autres symptômes, il est intermittent; il augmente après chaque paroxysme pour décroître peu à peu, à mesure que les accès deviennent moins fréquents; mais, lorsque les douleurs et les accès fébriles se rapprochent et laissent entre eux peu d'intervalle, on n'observe plus ces alternatives de teinte, et d'ordinaire l'ictère s'accroît progressivement, sans rémissions notables.

L'*urine*, comme la peau, passe par des couleurs variables, qui sont le jaune safran, le rouge brun, le brun foncé et même le brun verdâtre ou noirâtre, suivant la quantité de pigment biliaire dont elle est chargée. L'acide azotique, non complétement dépouillé d'acide azoteux, change la couleur jaune en vert, bleu, violet et enfin en rouge. La teinture d'iode iodurée produit la coloration vert émeraude.

Ordinairement claire et transparente, l'urine laisse, surtout au moment des accès fébriles, précipiter quelquefois des sédiments d'urates d'un rouge brique ou rosé.

Les *matières fécales* perdent le plus souvent leur couleur habituelle; on les voit prendre une coloration ou plutôt une décoloration grise analogue à celle de la cendre ou de l'argile. Ces derniers phénomènes sont des signes certains de l'oblitération complète des gros conduits excréteurs de la bile et principalement du canal cholédoque.

Mais, dans certains cas, les selles peuvent être très-manifestement bilieuses, lors même que l'ictère est intense et que les urines sont chargées de pigment biliaire; c'est ce que l'on rencontre dans l'occlusion incomplète, dans l'obstruction partielle d'une ou de plusieurs divisions des conduits hépatiques, la bile pouvant circuler librement dans le reste de l'appareil excréteur.

Il n'est pas nécessaire d'ajouter que la coloration ictérique se retrouve dans tous les produits de sécrétion, tels que le mucus, la sérosité, la salive, comme aussi dans le sérum du sang, etc.

Des *troubles digestifs* accompagnent constamment les modifications de l'excrétion biliaire, même dans les cas dégagés de toute complication secondaire. La langue, à peine blanchâtre, est souvent sèche; la soif vive, l'appétit nul, le dégoût pour la nourriture est profond; nausées fréquentes, vomissements de nature variable, incessants au moment des paroxysmes. Malgré l'occlusion complète du canal cholédoque constatée à l'autopsie, on a noté assez souvent des vomissements bilieux remarquables par leur abondance. Enfin, dans l'intervalle des accès, il existe toujours une dyspepsie très-marquée; renvois, ballonnement, tension et sensibilité épigastriques, etc.

La constipation est un symptôme habituel; cependant le dévoiement peut s'observer pendant toute la durée de la maladie. Nous avons déjà parlé de la couleur des selles, nous n'y insisterons pas davantage; seulement il est bon de remarquer qu'elle varie avec l'apparition et la disparition de l'ictère, la bile se montrant dans les selles quelque temps avant que la coloration jaune ait totalement disparu, et annonçant, par cela même, que l'ictère est à son déclin. Disons aussi qu'il est assez important d'examiner chaque jour les fèces, où l'on peut retrouver des graviers, des concrétions biliaires dont la présence est un indice certain de l'existence d'une angiocholite calculeuse, si toutefois il y a coexistence des autres symptômes de l'inflammation des canaux biliaires.

Enfin, il est un symptôme très-important, remarquable par sa constance et ses caractères particuliers; nous voulons parler de la *fièvre*. Elle manque très-rarement et caractérise le véritable début de la maladie.

D'abord continue, on la voit bientôt changer de forme : ordinairement rémittente avec des exacerbations, elle est encore assez souvent intermittente avec des apyrexies complètes. Généralement la fièvre dite hépatique est caractérisée par les trois stades habituels : frisson, chaleur, sueur.

Le frisson existe dans presque tous les cas; souvent très-intense et prolongé, il s'accompagne de claquement de dents, d'horripilation, et surtout il coïncide avec l'apparition ou l'exaspération de la douleur et des vomissements. Ces frissons, simulant parfaitement ceux d'une fièvre intermittente régulière, se montrent dans la plupart des phlegmasies et surtout dans les suppurations du foie. Est-il alors nécessaire, pour expliquer leur apparition, d'admettre avec M. Charcot (1) la perforation d'un conduit biliaire dont le contenu, en s'épanchant dans le parenchyme hépatique ou dans les rameaux de la veine-porte donnerait lieu à un accès fébrile? Nous croyons avec M. Axenfeld (2) qu'il est inutile de faire intervenir cette pénétration du pus dans le foie. Ajoutons cependant que le frisson ne suffit pas à lui seul pour faire admettre l'existence de la suppuration, car il peut être occasionné par l'irritation due à un calcul.

Les périodes de chaleur et de sueur, d'une durée variable, n'offrent rien de particulier, et il est assez rare que l'un des stades fasse défaut.

Cette fièvre affecte, surtout quand la maladie est bien établie, une forme paroxystique dont l'acmé, suivant le professeur Monneret, aurait lieu principalement le soir ou dans la nuit. Nous n'avons pas assez d'observations pour pouvoir poser une règle générale; cependant nous ferons remarquer que, dans la plupart de celles qui sont sous nos yeux, les accès apparaissent à des heures indéterminées du jour ou de la nuit et presque aussi fréquemment le matin que le soir. (Voir obs. 6, 16, 18, 19.) De plus, les paroxysmes n'affectent pas dans leur succession des types bien réguliers, et chez un même malade ils se montrent à quelques heures d'intervalle seulement ou même à plusieurs jours de distance.

Au moment de l'accès fébrile, le pouls est accéléré, dur, vibrant; la peau chaude et moite; en même

(1) Bulletins de la Société anatomique, 1867, p. 411.
(2) — — — 1857, p. 255.

temps il existe du malaise, de la courbature avec céphalalgie et soif vive. Entre les redoublements, la fièvre peut diminuer beaucoup et cesse parfois tout à fait; on a même vu le pouls tomber au-dessous de la moyenne normale.

L'existence du mouvement fébrile avec ce caractère particulier, le paroxysme, que la fièvre soit rémittente ou intermittente, coïncidant avec la douleur hépatique, l'accroissement de volume du foie et l'ictère, nous paraissent de nature à attirer l'attention sur la possibilité et peut-être même sur la certitude de la présence dans le foie de foyers purulents consécutifs à la cholécystite.

OBSERVATION XVIII.

Calcul du canal cholédoque, dilatation de ce conduit et du conduit hépatique gauche. — Inflammation chronique des voies biliaires du lobe gauche du foie. — Foyers multiples. — Hépatites lobulées partielles. — Pyléphlébite. — Pyohémie, abcès métastatiques dans les reins et les poumons; par M. Monneret (1).

L... Marie, 45 ans, couturière, entre le 20 mars 1849 à l'hôpital Bon-Secours, salle Sainte-Anne, n. 3.

Il y a quinze mois, à la suite de chagrins, elle éprouva des vomissements bilieux, des coliques abdominales et eut la jaunisse, en même temps anorexie, douleurs vives à l'épigastre, un peu de diarrhée, quelques épistaxis; ces phénomènes ont peu varié depuis cette époque. La malade déclare positivement que presque tous les soirs, vers la fin du jour, à six ou sept heures, elle était saisie d'un frisson quelquefois léger, plus souvent très-intense et durant deux heures, suivi de chaleur et de sueur; quelquefois l'accès était incomplet, le premier et le troisième stade manquant.

22 mars. Ictère foncé général, accompagné de prurigo, céphalalgie frontale vive; intelligence nette, faiblesse générale, langue humide, naturelle, soif nulle, anorexie, pouls 68, régulier et faible.

(1) Union médicale, 1849, p. 242.

Le foie n'atteint pas sa limite supérieure, descend à cinq centimètres au-dessous du rebord des fausses côtes et s'avance dans l'épigastre, il est douloureux à la pression.

23. — Accès fébrile, frisson, nausées et céphalalgie à neuf heures du soir, sueurs pendant la nuit.

24. — L'exacerbation fébrile a manqué entièrement.

25. — L'accès fébrile commence à cinq heures du soir.

26. — Frisson à cinq heures avec chaleur et sueur, coliques, gencives un peu ulcérées sur les côtés.

27. — Accès à neuf heures du soir.

28. — Accès fébrile à cinq heures du soir.

29. — Ce matin à quatre heures, frisson intense.

Du 30 mars au 3 avril pas d'accès, la fièvre manque.

4 avril, à midi, frisson intense jusqu'à claquer des dents.

Le 5 avril, à cinq heures du matin, accès fébrile intense et en même temps vive douleur à l'épigastre et dans l'hypochondre, nausées, vomissements, pas de hoquet, soif vive, langue humide, jaunâtre, pouls à 100, filiforme, de temps en temps quelques frissons erratiques.

Du 5 au 9, la douleur hépatique a presque entièrement cessé, la fièvre diminue le matin, mais redouble le soir et s'accompagne alors de céphalalgie intense sus-orbitaire et de quelques nausées.

10. — La malade s'affaiblit chaque jour, l'ictère se prononce davantage, la peau est d'une teinte verte comparable au bronze antique, hémorrhagie buccale, assoupissement continuel. Enfin la mort arrive le 18 avril, après une longue agonie.

Autopsie. — Point d'épanchement dans le péritoine; le foie, peu volumineux, déborde le rebord costal de trois centimètres au plus. Adhérence de toute la face convexe à la face inférieure du diaphragme, surtout dans sa partie gauche; cette adhérence est ancienne et très-intime. Le lobe gauche est hypertrophié, il avance jusqu'au milieu de la région épigastrique et dans l'hypochondre gauche où il adhère à la rate dans une étendue de cinq ou six centimètres. L'estomac, le duodénum, la vésicule biliaire sont libres de toute adhérence et ont leurs rapports naturels.

A la surface du lobe gauche, on distingue de petites tumeurs arrondies, dont le volume varie entre celui d'un gros pois, d'une noisette et même d'une petite noix, et faisant saillie au dessus des parties voisines; leur couleur est d'un blanc verdâtre et on croirait avoir affaire à des abcès ou à quelques masses encéphaloïdes ramollies. Mais un examen attentif, à la loupe et au microscope, a démontré d'une manière positive que ces tumeurs enkystées ne sont autre chose que les radicules biliaires énormément dilatées et remplies de mucus mêlé à une certaine quantité de bile verte. On peut détacher ces petites tumeurs du parenchyme hépatique voisin; on constate qu'elles sont constituées par une membrane blanche, molle, tomenteuse, peu résistante, dans laquelle il est difficile de trouver tous les caractères propres à la muqueuse des voies biliaires, cependant elle se continue avec des conduits biliaires par un pertuis tellement fin qu'on ne trouve qu'avec grande peine l'ouverture de communication et encore n'existe-elle que dans un très-petit nombre de ces dilatations.

Le tissu hépatique, auquel adhère si faiblement la membrane, forme une cavité assez régulièrement sphérique, offrant peu d'inégalités. On n'y trouve aucun ramollissement, aucune trace d'infiltration sanguine ou purulente, mais les vaisseaux sanguins sont injectés d'une manière très-distincte, les lobules hépatiques sont d'une coloration rouge carmin et le siége *d'hépatites partielles* surtout dans le lobe gauche.

Le liquide contenu dans les foyers est blanc jaunâtre, opalin ou blanc verdâtre ailleurs, ressemblant assez au mucus expectoré par les phthisiques. Il est visqueux, doux au toucher, d'une odeur fade et tout à fait semblable à celle des matières expectorées, fortement alcalin et nullement miscible à l'eau. Au microscope, on voit qu'il est presque entièrement formé de mucus, de quelques globules très-distincts de pus, de cristaux biliaires, sans aucune trace de cholestérine.

En un mot, c'est du mucus sécrété et emprisonné par les conduits biliaires énormément dilatés et, au pourtour, des hépatites lobulaires parfaitement caractérisées.

La plupart des conduits hépatiques n'ont subi aucune dilatation anormale, mais la principale branche du lobe gauche est élargie à mesure qu'elle s'approche du sillon transverse ; en ce point, elle atteint la dimension du petit doigt et ne renferme aucun calcul. Sa membrane interne est blanche, réticulée et l'on y voit une foule de lacunes et de replis semi-lunaires.

Le conduit cystique est dilaté; la vésicule, de volume normal, contient une bile verte avec sable biliaire peu abondant.

Le conduit cholédoque admet assez facilement le doigt indicateur et est oblitéré par un calcul cylindrique, jaune brun, dur, formé de cholestérine et tellement serré au-dessus de l'orifice qu'on ne peut ni le faire avancer, ni reculer; ce calcul est situé à deux centimètres au-dessus de l'orifice duodénal.

La branche gauche de la veine porte, à peu de distance du sillon transverse, est oblitérée par un caillot fibrineux, blanchâtre, résistant, de formation ancienne, très-adhérent à la veine dont les parois sont hypertrophiées, comme fibreuses et lardacées. Les plus petites divisions de la veine porte, surtout dans le milieu du lobe enflammé, sont oblitérées par de petits caillots fibrineux; pas de pus nulle part, mais les traces de la plébite adhésive sont partout manifestes.

Les veines et l'artère hépatiques sont saines.

La rate est molle et volumineuse.

Les reins sont très-gros et renferment une foule de granulations irrégulières, jaunâtres, constituées par du pus concret.

Le poumon droit offre, disséminés à sa surface et à la base, dix ou douze abcès de la grosseur d'une forte lentille, contenus dans des cavités tapissées par une fausse membrane réticulée, pyogénique, renfermant un liquide jaune grisâtre, sanieux; ces abcès sont entourés d'une atmosphère de quelques millimètres d'épaisseur de tissu pulmonaire induré, friable.

Le poumon gauche renferme aussi quelques abcès métastatiques, sans traces de congestion ni de pneumonie, si ce n'est au pourtour des foyers purulents.

Les organes de la circulation sont sains.

OBSBRVATION XIX.

Kyste hydatique du foie, compression du canal cholédoque. — Suppuration de conduits biliaires. — Foyers purulents nombreux dans l'épaisseur du foie. (Observation communiquée par notre ami le Dr Damaschino.)

L... (Clotilde) 45 ans, culottière, entre, le 22 mars 1864, à l'Hôtel-Dieu, salle Sainte-Marie, service de M. le professeur Monneret. D'une bonne santé habituelle, elle n'a jamais eu de maladie antérieure sérieuse. Il y a cinq ans, à la suite d'une violente colère, elle ressentit dans l'hypochondre droit une douleur très-vive, qui se fait encore sentir de temps en temps. Toute la région hépatique, en effet, est le siége d'une douleur sourde, spontanée, augmentée par la pression. Parfois, elle devient lancinante, s'irradiant dans l'épaule droite et tout le côté correspondant du thorax.

Le 20 mars, sans avoir éprouvé de douleur plus violente que d'ordinaire, la malade s'aperçut, à son réveil, que tout son corps était jaune. En effet, le 22 mars, jour de son entrée à l'hôpital, nous constatons une teinte ictérique très-prononcée; la langue est large, chargée d'un enduit très-épais; l'appétit nul; l'urine, très-foncée en couleur, prend par l'acide nitrique une belle coloration verte. Les selles sont décolorées et grises. Le soir, frisson, suivi de chaleur et de sueurs; pouls, 100 puls. Souffle au premier temps du cœur.

Le foie est augmenté de volume, déborde les fausses côtes de 8 centimètres.

La rate est petite, elle a 7 centimètres sur 10.

Le 28, à onze heures du matin, frisson violent, suivi de chaleur et de sueurs abondantes; pouls, 108 puls.; 16 respirations à la minute; vive douleur à l'hypochondre droit; insomnie la nuit.

Le 30. La sensibilité hépatique est moindre, le foie a diminué de volume, il ne dépasse plus les fausses côtes que de 6 centimètres. Quelques nausées de temps en temps; pouls, 100 puls.; respiration, 20; malaise, frissonnement léger à quatre heures du soir, ensuite chaleur.

Le 31, à midi, frisson assez intense; à trois heures, chaleur et sueurs copieuses; pouls, 120 puls.

Le 1er avril, frisson à onze heures du matin, chaleur à deux heures, fièvre toute la nuit; pouls, 96 puls.; nausées fréquentes.

Le 2, la région hépatique est plus douloureuse que les jours précédents, pas de frisson.

Le 3, amélioration évidente; la douleur diminue, ainsi que la fièvre; appétit, sommeil.

Le 7, la teinte ictérique est moins prononcée, les selles reprennent leur couleur normale.

Le 9, frisson violent avec claquement des dents, fièvre, pouls, 108 puls., douleur à l'épigastre.

Le 11. Douleur plus vive à l'hypochondre droit, pas de nouveau frisson. Le foie a augmenté de volume, il déborde les fausses côtes de 8 centimètres.

Le 13, à midi, frisson intense durant deux heures, suivi de chaleur, qui a persisté toute la nuit, sans sueurs terminales.

Le 15, frisson à midi, douleurs violentes à l'épigastre.

Le 17, frisson à deux heures; à quatre heures du soir, pouls à 96 puls.

Le 19. Frisson à onze heures, pouls, 120 puls.; à quatre heures, l'accès a commencé par trois ou quatre petits frissons, suivis de chaleur et de sueurs terminales. La teinte ictérique a augmenté.

Le 21. La douleur épigastrique a disparu sous l'influence d'un vésicatoire. L'ictère diminue, les selles sont un peu colorées.

Le 23. Les douleurs sont aujourd'hui plus vives, selles colorées.

5 mai. Nausées et vomissements verts.

Le 10. Les accès fébriles rémittents reparaissent plus marqués le soir que le matin. La malade maigrit beaucoup, face grippée, pouls petit, filiforme, 96 puls.; douleur vive dans toute la partie supérieure de l'abdomen, nausées sans vomissements.

Le 12. Assoupissement profond, nausées plus fréquentes, ictère; pouls, 76 pul.

Le 13. Faiblesse extrême, vomissements continuels.

Le 14. Émaciation considérable; douleur persistante à la région du foie. On constate une tumeur au niveau de la vésicule biliaire, ou plutôt un peu en dedans de celle-ci; elle est ovoïde, dure, douloureuse à la pression et à la percussion. L'ictère est plus prononcé.

Le 19. Redoublement fébrile tous les soirs, sueurs abondantes, vomissements continuels; la glace seule peut être supportée.

Le 20. Pas de frisson ni de fièvre.

Le 21. Les vomissements reparaissent; l'ictère est très-intense. On sent manifestement une tumeur continue avec le foie et descendant jusqu'à l'ombilic, et douleur à la pression.

Le 23. Émaciation rapide, la voix est si grêle qu'à peine si l'on entend la malade.

Cet état persiste jusqu'à la mort, qui a lieu le 28 mai, à deux heures du soir.

Autopsie. — *Abdomen*. Adhérences cellulo-vasculaires très-lâches entre le foie, la paroi abdominale antérieure et la face inférieure du diaphragme; le foie est très-volumineux, surtout dans son lobe droit, qui est distendu par une tumeur mollasse et fluctuante, faisant saillie à l'hypochondre et s'avançant jusque près de l'ombilic. Cette tumeur, entourée à sa partie antérieure par le tissu hépatique, est à nu à sa face inférieure, ce qui permet de voir à ce niveau sa paroi blanchâtre, recouverte par quelques néo-membranes d'apparence cellulo-vasculaire.

L'incision de cette tumeur montre qu'elle est constituée par une véritable paroi kystique, blanchâtre, épaisse d'un demi-centimètre environ, et renfermant un grand nombre d'hydatides nageant dans un liquide jaunâtre, évidemment bilieux. Les poches hydatiques sont presque toutes volumineuses, aplaties, vidées, quelques-unes renferment des hydatides filles; de nombreux échinocoques existent dans des kystes miliaires adhérents à la face interne des hydatides, ou nageant dans le liquide que contiennent celles qui ne sont pas vidées.

Le kyste hydatique étant débarrassé de son contenu, on a sous les yeux une poche volumineuse de la dimension d'une tête de fœtus, parfaitement close de toutes parts, sauf au niveau du canal cholédoque; ce dernier est en effet comprimé complétement par la tumeur hydatique. La partie située en arrière de la compression est dilatée, mesure au moins 1 centimètre de diamètre et présente une perforation longitudinalement dirigée, suivant l'axe du canal cholédoque, et dans laquelle est à moitié engagée une poche hydatique vide et flétrie, fortement teintée par la bile.

Les voies biliaires sont dilatées dans toute leur étendue, aussi bien au niveau du canal cholédoque que du canal hépatique et de ses branches d'origine.

Les canaux biliaires renferment un liquide en grande partie purulent, que l'on fait sourdre en comprimant le parenchyme hépatique.

En outre, le foie présente un nombre considérable de collections purulentes disséminées dans ses deux lobes, et aussi bien à sa surface que dans son épaisseur. Ces abcès, dont la dimension varie depuis le volume d'une noix jusqu'à la grosseur d'un grain de chènevis ou même d'un grain de mil, renferment un liquide tout à fait analogue à celui qui remplit les voies biliaires; dans un grand nombre de points et notamment au niveau des grandes collections purulentes, on peut constater manifestement qu'il existe une communication entre les abcès et les voies biliaires, et l'on peut vider ceux-là par une pression lente et graduelle qui évacue le pus par les canaux biliaires; mais un certain nombre de ces abcès sont évidemment indépendants des voies biliaires : on ne peut les vider ainsi, et, après la section de ces abcès, on ne trouve à leur intérieur aucune ouverture visible, même à la loupe.

Le parenchyme du foie, de couleur verdâtre, n'offre à l'œil nu aucune autre altération appréciable; à l'examen microscopique, on reconnaît les cellules hépatiques légèrement troubles et quelques-unes très-granuleuses, surtout au voisinage des abcès; en ce point, les cellules sont comprimées, manifestement déformées et granulo-graisseuses.

Après macération dans l'acide tartrique, j'ai pu constater, avec l'assistance de mon collègue et ami Ch. Legros, que les canalicules biliaires étaient dilatés jusque dans leurs divisions les plus ténues. Il existait, dans la cavité péritonéale, des signes évidents de péritonite (épanchement séro-fibrineux avec quelques fausses membranes molles déposées sur les viscères et injection manifeste, etc.).

Les viscères thoraciques n'offraient aucune lésion notable, à part un très-faible épanchement dans la plèvre droite, et un certain degré de congestion pulmonaire. Le cœur était parfaitement sain.

Il n'est pas rare d'observer des *hémorrhagies* souvent multiples, telles que des épistaxis, des hématémèses, des hémoptysies, du melæna, du purpura hémorrhagica, et même parfois des taches ecchymotiques plus ou moins étendues. C'est dans ces cas que l'on a vu des piqûres de sangsues être le point de départ d'écoulements sanguins inquiétants. Ces hémorrhagies contribuent pour une large part à l'anémie et à l'anéantissement dans lesquels tombe le malade ; parfois elles sont tellement abondantes qu'il en résulte des syncopes qui peuvent être mortelles.

La tendance hémorrhagique, qui se manifeste ainsi, dans la période ultime, à la suite des oblitérations des voies biliaires, a été signalée par plusieurs auteurs, au nombre desquels nous citerons Monneret, Frerichs, Budd, Murchison, (1) M. Charcot. A la suite de l'obstruction et de la stase biliaires, la dilatation des canaux ex-créteurs de la bile entraîne l'atrophie d'une grande partie du parenchyme hépatique; une autre portion du foie perd ses fonctions, par suite de l'accumulation des matériaux de la bile dans les cellules, qui se convertissent en un détritus grenu comme dans l'atro-

(1) Clinical lectures on diseases of the Liver. London, 1868, p. 294.

phie aiguë. Comme conséquence de cet état, le sang est modifié incomplétement à son passage dans le foie, et on voit alors survenir les hémorrhagies, le délire, les convulsions, en un mot, les phénomènes qui caractérisent l'acholie : telle est l'explication donnée à ce sujet par Budd, Frerichs (1), etc.

Peu à peu, épuisé par la fièvre, la douleur, les vomissements, l'alimentation nulle ou insuffisante, miné par l'insomnie, tourmenté parfois par un prurit partiel ou général, d'intensité variable, le malade perd ses forces; il tombe dans l'anémie, le *marasme;* l'amaigrissement et l'émaciation font des progrès rapides; du *délire,* le plus souvent calme, vient compliquer la situation, et la mort arrive en général au milieu de la stupeur.

Tel est le tableau que nous présentent la plupart des malades; mais il n'en est pas toujours ainsi : des symptômes spéciaux, et sous la dépendance de l'affection qui a occasionné le développement de l'angiocholite, compliquent la scène et se mêlent avec ceux de la phlegmasie des voies biliaires. Nous croyons qu'il serait superflu d'indiquer ici les signes de ces diverses lésions, qui agissent comme circonstances étiologiques; leur étude nous entraînerait trop loin de notre sujet.

MARCHE, DURÉE, TERMINAISON.

La maladie affecte en général une *marche* lente, ou plutôt saccadée, présentant plusieurs attaques, dans l'intervalle desquelles l'amélioration est quelquefois

(1) Loco citato. p. 121.

si grande que le malade peut se croire guéri et vaquer quelquefois à ses occupations; mais le plus souvent, dans ces rémissions plus ou moins incomplètes, l'ictère persiste, ainsi que les troubles digestifs, la douleur ne disparaît pas toujours tout à fait, le foie reste volumineux et sensible, un certain mouvement fébrile se montre le soir, l'affaiblissement et l'anémie augmentent, et bientôt on voit apparaître une nouvelle recrudescence dans l'intensité des phénomènes morbides; les intermittences ou les rémissions, plus rares, deviennent aussi plus courtes, l'émaciation fait des progrès; les hémorrhagies, ordinairement multiples, surviennent avec le délire et la stupeur; la mort enfin vient terminer les souffrances du malade.

La *durée* de la maladie est très-variable; néanmoins on peut dire qu'elle est longue, et que la terminaison, qui a lieu quelquefois au bout de trois ou quatre semaines, se fait attendre dans certains cas pendant plusieurs mois. Ajoutons que la marche de l'affection est souvent accélérée par une complication qui hâte la terminaison fatale.

Au chapitre de l'*anatomie pathologique*, nous avons cité quelques-unes de ces complications; ce sont les cancers des voies biliaires et des organes voisins, la péritonite partielle ou générale, la phthisie pulmonaire, etc. : les énumérer toutes serait impossible, tant elles sont variées.

La mort est la terminaison presque fatale de la phlegmasie des voies biliaires, accompagnée d'abcès dans le foie, ce que l'on comprend facilement lorsqu'on réfléchit qu'il est fort rare que ces foyers, ordinairement multiples, puissent s'enkyster tous, ou bien que leur contenu puisse être résorbé : il n'est pas, en effet, bien démontré que les abcès du foie amènent, par leur guérison et leur disparition, le développement de ces traînées ou étoiles fibreuses que l'on rencontre parfois dans l'épaisseur de la glande hépatique ; en un mot, il est fort douteux que ces abcès du foie soient curables sans issue du pus au dehors.

La mort est-elle la terminaison constante, fatale, pour ainsi dire, quand les foyers sont formés par des dilatations des radicules biliaires elles-mêmes, sans lésion considérable de leurs parois et du tissu hépatique voisin ? Il est permis d'en douter, mais les observations nous manquent pour nous prononcer à cet égard.

Nous avons déjà mentionné la possibilité de la terminaison par pyléphlébite (observation de Contesse (1), obs. 18) avec ou sans abcès dans les autres organes que le foie, avec ou sans pyohémie, par ouverture d'une ou de plusieurs poches dans les cavités voisines (plèvres, bronches (obs. 11 et 12), intestin, péritoine), ou même, à l'extérieur, à travers la peau.

DIAGNOSTIC.

On est d'accord pour admettre que le diagnostic de ces lésions est difficile, et nous pouvons dire, avec Frerichs (2) : « Toutes les fois qu'un ictère chronique existe avec des douleurs du foie et une fièvre lente, il faut se tenir sur ses gardes. »

Il nous paraît résulter de l'étude que nous venons

(1) Bulletins de la Société anatomique, 1857, p. 224.
(2) Loco citato, p. 770.

de faire que l'angiocholite est ordinairement caractérisée par divers symptômes propres, tels que la douleur hépatique, l'ictère, l'augmentation de volume du foie, et surtout la fièvre. Toutefois ces phénomènes offrent un caractère spécial, la forme paroxystique, lorsque l'inflammation s'étend au parenchyme hépatique ambiant; la fièvre principalement, continue au début, au moment de la naissance de la phlegmasie des voies biliaires, paraît affecter la forme intermittente ou rémittente lors du développement des foyers dans l'intérieur des canaux biliaires ou dans l'épaisseur du foie lui-même.

Aussi nous semble-t-il rationnel d'admettre et de diagnostiquer l'existence d'abcès biliaires ou hépatiques lorsqu'à la suite d'une rétention biliaire, accompagnée de fièvre, celle-ci prend un caractère de rémittence ou d'intermittence bien marqué. Cependant nous croyons devoir rappeler ce que nous avons déjà établi à l'article *Symptomatologie,* à savoir : si le diagnostic de l'angiocholite simple ne peut être, en beaucoup de circonstances, porté qu'avec une grande réserve, il doit être plus difficile d'affirmer l'existence des foyers purulents consécutifs à cette phlegmasie.

Parmi les affections du foie qui peuvent être confondues avec celle qui nous occupe, l'absence de la fièvre, de la douleur fera éliminer les kystes séreux et hydatiques non enflammés, la cirrhose, le cancer hépatique, l'ictère simple. L'absence de l'ictère permanent empêchera de la confondre avec la péritonite partielle.

Les maladies qui se rapprochent le plus de l'angiocholite par leurs symptômes sont : l'hépatite, l'infection purulente, la fièvre paludéene, l'ictère grave.

L'hépatite néanmoins, assez rare dans nos climats, ne s'accompagne presque jamais d'ictère et, lorsque ce dernier accident morbide survient, il est en général produit par la compression d'un gros conduit biliaire par un abcès : c'est un phénomène tardif, tandis qu'au contraire, l'ictère s'observe dès le début de la maladie quand l'abcès est consécutif à la rétention de la bile et à l'inflammation de ses canaux excréteurs.

Les commémoratifs, l'existence d'une blessure, d'une plaie antérieure, ou d'un foyer de suppuration, l'absence de la teinte véritablement ictérique de la peau et des urines, enfin la marche de la maladie feront facilement reconnaître la pyohémie. N'oublions pas cependant que cette dernière affection peut se présenter à titre de complication ultime de l'inflammation des voies biliaires.

Enfin il sera facile de distinguer la maladie hépatique de la fièvre intermittente aux caractères suivants : l'intensité et le siége de la douleur au niveau du foie, la présence de l'ictère, la succession moins franche, nous dirions presque l'irrégularité des accès fébriles, l'intégrité de la rate et aussi l'insuccès du sulfate de quinine; ces signes différentiels permettent d'établir une distinction bien tranchée entre ces deux maladies.

L'ictère grave, par quelques-uns de ses symptômes, paraît se rapprocher de la variété d'angiocholite que nous étudions et pourrait peut-être donner lieu à quelques méprises ; plusieurs caractères cliniques tels que les vomissements, l'ictère, les hémorrhagies, le délire, l'état typhoïde sont communs aux deux maladies, mais il faut reconnaître que la marche n'est pas la même et que la durée est fort différente. En effet, dans l'ictère grave, le début, quelquefois très-rapide, est précédé ordinairement des phénomènes d'un catarrhe gastro-intestinal auxquels s'ajoute bientôt l'ictère, et c'est au bout d'un temps variant de 8 à 12 jours, souvent moins, qu'apparaissent les hémorrhagies considérables et les troubles graves de l'innervation comme les convulsions, le délire, le coma ; enfin la mort, qui est la terminaison constante, arrive souvent en 4, 6, 10 jours, 15 jours au plus. Tandis que, dans l'angiocholite, les douleurs, les vomissements, l'ictère se montrent longtemps avant l'apparition des hémorrhagies et du délire qui sont ici des accidents ultimes; de plus on observe des alternatives, des rémissions dans l'aggravation et la diminution des symptômes, la fièvre n'a pas les mêmes caractères, rarement il existe des convulsions et la mort n'a lieu qu'après une durée de plusieurs semaines et même de plusieurs mois.

Mais il ne suffit pas de reconnaître la phlegmasie biliaire, il faut faire le diagnostic de la cause et alors distinguer quelle est la circonstance étiologique qui est ou qui a été le point de départ de la rétention biliaire, et de l'angiocholite consécutive; cette recherche n'est pas exempte de difficultés; cependant, dans quelques cas, la nature des antécédents peut faire découvrir l'origine d'une obstruction calculeuse; les commémoratifs, réunis aux symptômes généraux et surtout aux signes locaux fournis par l'exploration de la région hépatique, peuvent encore assez souvent mettre sur la trace d'une tumeur (cancéreuse, tuberculeuse, inflammatoire) ou de tout autre obstacle au cours de la bile.

TRAITEMENT.

Il est évident, d'après ce que nous venons de voir, que le traitement ne peut et ne doit pas s'adresser uniquement aux abcès hépatiques eux-mêmes, ni être dirigé avec chance de succès contre eux lors que ceux-ci se sont développés.

Le but du médecin est donc de faire ses efforts pour prévenir la rétention de la bile, la combattre tant qu'il y a quelque espoir d'arriver à la détruire afin d'éviter le développement de l'angiocholite et par suite des abcès qui en sont quelquefois la conséquence.

Mais, il faut bien l'avouer, quels que soient les moyens mis en usage pour faire disparaître une occlusion permanente des voies biliaires, notre impuissance se manifeste trop souvent, et ce n'est guère que dans les cas où l'obstruction reconnaît pour cause l'existence de calculs dans les canaux excréteurs de la bile que nous pouvons encore conserver quelques illusions.

C'est dans le but d'amener la dissolution des calculs et d'empêcher la formation de nouvelles concrétions biliaires qu'Hoffmann employait les alcalis fixes, que Sœmmering conseillait l'éther uni au jaune d'œuf, que Duparcque donnait l'éther additionné d'huile de ricin et que Durande prescrivait l'éther mélangé d'huile de térébenthine. La plupart de ces remèdes sont justement tombés dans l'oubli, à l'exception de celui de Durande que l'usage a consacré, mais où l'huile de térébenthine a été remplacée par l'essence. Ajoutons que l'action prétendue dissolvante de ces agents est nulle et que s'ils agissent quelquefois, ce n'est que comme antispasmodiques.

Pour exciter en même temps la sécrétion biliaire qui, s'écoulant en abondance, pourrait contribuer à entraîner les calculs, on conseille les alcalins, chez les goutteux ou chez les gens qui ont été atteints de coliques hépatiques et on les emploie en bains ou en boissons. Parmi les eaux minérales les plus fréquemment prescrites, citons celles de Carlsbad, Marienbad, Ems, Vichy, Contrexeville, Vals, Pougues, Soultzmatt, St-Galmier, Condillac. A défaut d'eaux naturelles on peut conseiller l'usage des eaux artificielles préparées avec le bicarbonate de soude. C'est aussi dans ce but que l'on recommande les sels alcalins purgatifs : magnésie et sels de magnésie, de soude, etc., les amers et une multitude d'autres remèdes dont l'effet n'est rien moins que démontré. Remarquons bien que ces moyens ne doivent pas être employés quand les conduits biliaires et le tissu propre du foie sont affectés d'inflammation, ce sont seulement des remèdes préventifs.

Lorsque la rétention biliaire est établie et que la phlegmasie des radicules biliaires se déclare, il importe surtout de soulager le malade et de modérer l'intensité de la douleur et des vomissements. On donne, dans ce but, des boissons glacées ou très-froides, acidulées ou légèrement alcalines, coupées d'eau de Seltz, d'eau de Vichy, etc ; la glace elle-même en fragments que le malade fait fondre dans sa bouche ; ou bien au contraire on conseille des infusions aromatiques légères et très-chaudes telles que celles de tilleul, de camomille, de feuilles d'oranger, le thé, etc. On prescrit des narcotiques (opium, sels de morphine, belladone, etc). en potions à l'intérieur, en injections hypodermiques, en applications externes ou même en lavements quand la violence des vomissements est telle qu'il est impossible pour le malade de conserver ce qu'il prend par la bouche.

On recommande l'usage externe de liniments calmants (chloroformés, belladonés, opiacés, camphrés, etc.); dans quelques cas, les inhalations de chloroforme ou d'éther suffisent pour déterminer un grand soulagement. On couvre le ventre de cataplasmes chauds ou glacés, d'ouate ou de flanelles chaudes, et s'il est possible d'administrer un bain tiède, le malade se trouvera bien d'y rester une ou même plusieurs heures.

Lorsque le pouls est mou, les extrémités froides, avec tendance à la syncope, il faut envelopper le malade de couvertures, de linges chauds et lui donner des excitants tels que du vin chaud.

En raison de l'adynamie profonde dans laquelle les malades tombent bientôt, les émissions sanguines générales nous semblent très-rarement nécessaires; l'emploi des sangsues et des ventouses scarifiées au niveau de la région hépatique pourront amener fréquemment un soulagement rapide de la douleur, mais il faut encore surveiller attentivement l'écoulement du sang, dans la crainte d'entraîner une hémorrhagie inquiétante et sérieuse. Aussi, aux émissions sanguines préfère-t-on généralement les ventouses sèches et les vésicatoires volants.

Les purgatifs légers, comme l'huile de ricin, le séné, la manne, les eaux de Friedrichshall et de Birmenstorff, le calomel, les pilules bleues (mercure métallique et conserve de roses) sont utiles quand la douleur n'est pas trop vive.

Les vomitifs, conseillés en quelques cas, sont dangereux et peuvent provoquer une perforation ou augmenter l'intensité du travail phlegmasique.

L'emploi du sulfate de quinine, dans le but de diminuer le retour des accès douloureux et fébriles, n'a pas d'inconvénient réel, mais il n'est jamais suivi d'amélioration notable.

On devra exercer une surveillance très-attentive pour arrêter, le plus tôt possible, les hémorrhagies diverses que l'on observe encore assez souvent, surtout à la dernière période. On fera aussi tous ses efforts pour soutenir les forces du malade, l'alimenter dans l'intervalle des accès fébriles, et le tonifier à l'aide d'un régime approprié.

Dans certaines conditions, si l'on était assuré de la tendance d'un abcès hépatique à s'ouvrir au dehors, on pourrait favoriser l'issue du pus par les moyens préconisés à cet égard. La chirurgie, dans ces cas, peut alors intervenir avec chances de succès.

En *résumé*, on devra faire la médecine des symptômes, tout en sachant combien la thérapeutique est impuissante, sinon pour soulager le patient, du moins pour guérir l'altération profonde dont le foie est le siége.

CONCLUSIONS.

L'inflammation des voies biliaires intra-hépatiques peut, dans certaines circonstances, donner lieu à la formation de foyers hépatiques ordinairement multiples, et de nature variable.

Le plus souvent, l'angiocholite est alors précédée ou accompagnée de rétention et de stase biliaires produites par un obstacle au cours de la bile ; mais cette règle n'est pas absolue.

D'après leur volume et leur nature, on peut partager les foyers hépatiques en trois groupes qui offrent des caractères particuliers :

1° Les petits foyers, constitués par des dilatations ampullaires des canalicules biliaires, dont la mubueuse forme les parois, et qui contiennent dans leur intérieur du mucus, des éléments de la bile, avec des cellules épithéliales cylindriques plus ou moins altérées, et quelques leucocytes ;

2° Les foyers moyens, le plus fréquemment sans membrane d'enveloppe distincte qui sépare le contenu du tissu propre du foie, et renfermant de la matière biliaire et des leucocytes en grande quantité ;

3° Les grands foyers, dont le contenu blanc-jaunâtre, est constitué par du pus ressemblant tout à fait à celui produit par l'hépatite suppurée ; ils sont limités par une membrane de nouvelle formation.

Outre les symptômes de l'angiocholite (douleur hépatique, augmentation de volume du foie, ictère, vomissements, fièvre continue), on observe, lors du développement de ces foyers, une fièvre lente, offrant des paroxysmes qui la font ressembler à la fièvre paludéenne, des hémorrhagies multiples, du délire, une adynamie profonde et un état typhoïde qui se terminent par la mort.

La maladie est de longue durée, et remarquable surtout par les accès fébriles intermittents, ou plutôt rémittents qui semblent la caractériser.

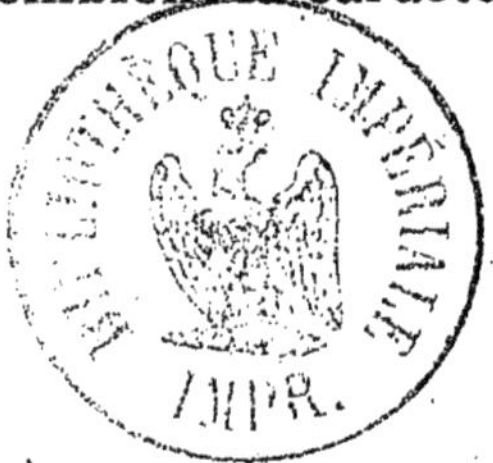

Paris. A. Parent, imprimeur de la Faculté de Médecine, rue M.-le-Prince, 31.

www.ingramcontent.com/pod-product-compliance
Ingram Content Group UK Ltd.
Pitfield, Milton Keynes, MK11 3LW, UK
UKHW021227230726
13926UKWH00003B/1294

9 782014 055566